UNIVERSITÉ DE BORDEAUX

FACULTÉ DE MÉDECINE ET DE PHARMACIE

ANNÉE 1907-1908 N° 32

MANIFESTATIONS

DE

LA SYPHILIS HÉRÉDITAIRE

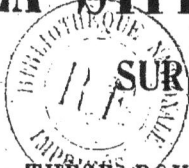

SUR L'OREILLE INTERNE

THÈSE POUR LE DOCTORAT EN MÉDECINE

Présentée et soutenue publiquement le 20 Décembre 1907

PAR

Maurice-Gabriel-Hector-Raoul POUPELAIN

Né à Clérac (Charente-Inférieure), le 14 mars 1884

Élève du Service de Santé de la Marine

Examinateurs de la Thèse :
MM. MOURE	professeur adj . *Président.*
VILLAR	professeur....
LAGRANGE	agrégé.......	*Juges.*
CAVALIÉ	agrégé.......

Le Candidat répondra aux questions qui lui seront faites sur les diverses parties de l'Enseignement médical.

BORDEAUX

IMPRIMERIE DU MIDI, E. TRÉNIT

91 — RUE PORTE-DIJEAUX — 91

1907

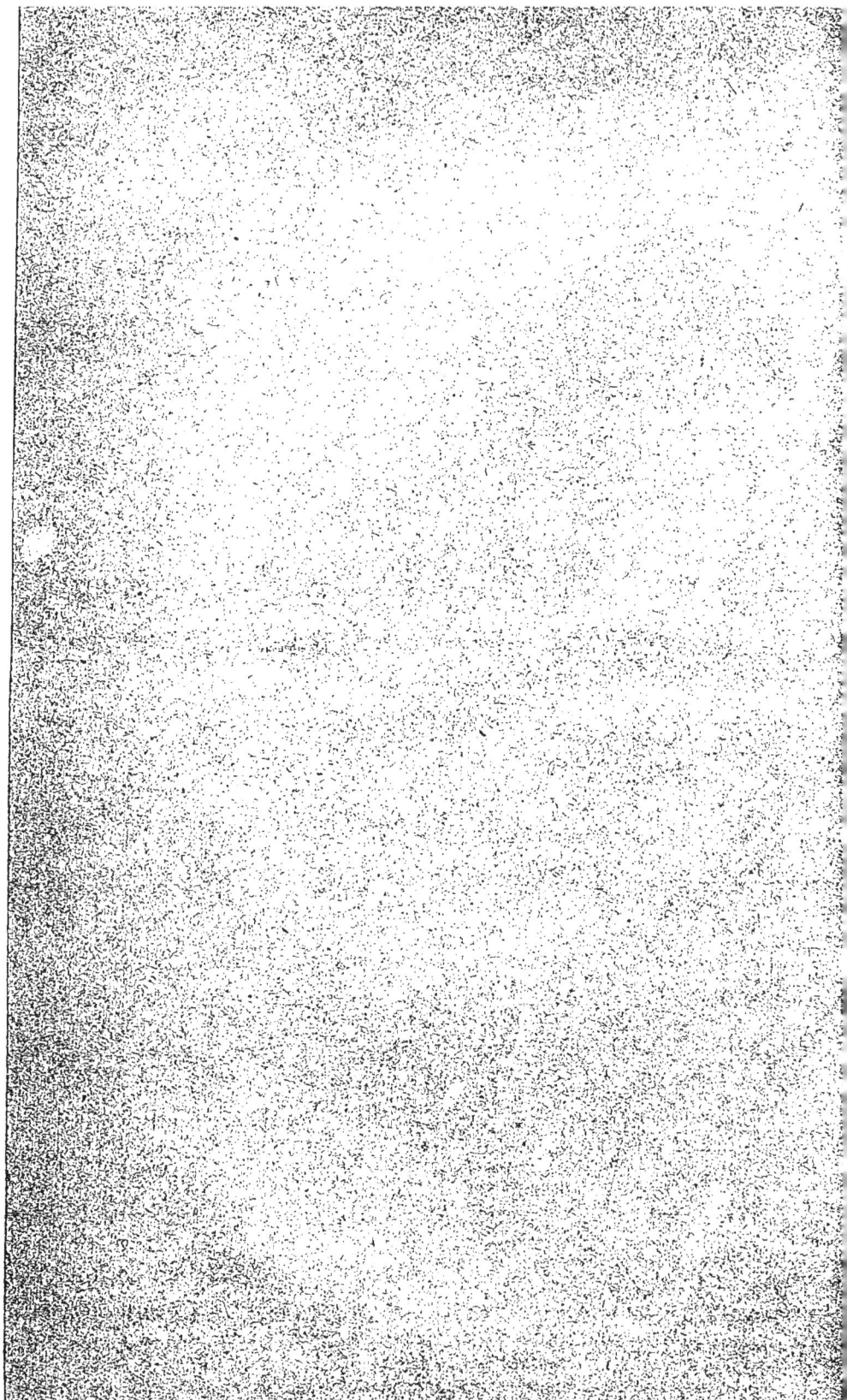

UNIVERSITÉ DE BORDEAUX

FACULTÉ DE MÉDECINE ET DE PHARMACIE

ANNÉE 1907-1908   N° 32

MANIFESTATIONS

DE

LA SYPHILIS HÉRÉDITAIRE

SUR L'OREILLE INTERNE

THÈSE POUR LE DOCTORAT EN MÉDECINE

Présentée et soutenue publiquement le 20 Décembre 1907

PAR

Maurice-Gabriel-Hector-Raoul POUPELAIN

Né à Clérac (Charente-Inférieure), le 14 mars 1884

Élève du Service de Santé de la Marine

Examinateurs de la Thèse :	MM. MOURE	professeur adj.	Président.
	VILLAR	professeur....	
	LAGRANGE	agrégé.......	Juges.
	CAVALIÉ	agrégé.......	

Le Candidat répondra aux questions qui lui seront faites sur les
diverses parties de l'Enseignement médical.

BORDEAUX

IMPRIMERIE DU MIDI, E. TRÉNIT

91 — RUE PORTE-DIJEAUX — 91

1907

Faculté de Médecine et de Pharmacie de Bordeaux

M. PITRES.................. Doyen. | M. DE NABIAS...... Doyen honoraire.

PROFESSEURS

MM. DUPUY............... } Professeurs honoraires.
MASSE...............

MM.		MM.
Clinique interne..... { PICOT. PITRES.	Chimie.............	BLAREZ.
	Histoire naturelle ...	GUILLAUD.
Clinique externe..... { DEMONS. LANELONGUE.	Pharmacie.........	DUPOUY.
	Matière médicale....	DE NABIAS.
Pathologie et théra-peutique générales. VERGELY.	Médecine expérimen-tale.............	FERRÉ.
Thérapeutique....... ARNOZAN.	Clinique ophtalmolo-gique............	BADAL.
Médecine opératoire . VILLAR.		
Clinique d'accouche-ments.......... LEFOUR.	Clinique chirurgicale infantile et ortho-pédie............	DENUCÉ.
Anatomie pathologi-que............. COŸNE.	Clinique gynécologique	BOURSIER.
Anatomie.......... GENTES (chargé).	Clinique médicale des maladies des enfants	MOUSSOUS.
Anatomie générale et histologie......... VIAULT.	Chimie biologique...	DENIGÈS.
Physiologie........ JOLYET.	Physique pharmaceu-tique............	SIGALAS.
Hygiène............ LAYET.		
Médecine légale..... L. LANDE.	Pathologie exotique .	LE DANTEC.
Physique biologique et électricité médicale BERGONIÉ.		

PROFESSEURS ADJOINTS:

Clinique des maladies cutanées et syphilitiques.......... MM. DUBREUILH.
Clinique des maladies des voies urinaires.............. POUSSON.
Clinique des maladies du larynx, des oreilles et du nez.... MOURE.
Clinique des maladies mentales .... REGIS.

AGRÉGÉS EN EXERCICE :

SECTION DE MÉDECINE *(Pathologie interne et Médecine légale.)*

MM. MONGOUR. | MM. ABADIE.
CABANNES. | CRUCHET.
VERGER. |

SECTION DE CHIRURGIE ET ACCOUCHEMENTS

Pathologie externe { MM. BÉGOUIN. VENOT. GUYOT. | Accouchements. } MM. ANDERODIAS. PERY.

SECTION DES SCIENCES ANATOMIQUES ET PHYSIOLOGIQUES

Anatomie........ } MM. GENTES. CAVALIÉ. | Physiologie...... MM. GAUTRELET.
| Histoire naturelle. } BEILLE. MANDOUL.

SECTION DES SCIENCES PHYSIQUES

Chimie............. MM. BENECH. | Pharmacie....... } MM. BARTHE. LABAT.

COURS COMPLÉMENTAIRES :

Pathologie interne...............................MM. RONDOT.
Accouchements.................................... PERY.
Physiologie...................................... GAUTRELET.
Ophtalmologie .... LAGRANGE.
Clinique dentaire .... CAVALIÉ.

Le Secrétaire de la Faculté : LEMAIRE.

A MON PÈRE ET A MA MÈRE

Modeste témoignage de ma reconnaissance infinie pour tous les sacri-
fices que vous vous êtes imposés
pour moi.

———

A MON FRÈRE — A MA BELLE-SŒUR

A MES NEVEUX

A LA FAMILLE AUBERT

———

A MES AMIS ET A MES CAMARADES

A MONSIEUR LE DOCTEUR JACQUEMIN

MÉDECIN GÉNÉRAL DE 2e CLASSE DE LA MARINE

DIRECTEUR DE L'ÉCOLE PRINCIPALE DU SERVICE DE SANTÉ DE LA MARINE

COMMANDEUR DE LA LÉGION D'HONNEUR

OFFICIER DE L'INSTRUCTION PUBLIQUE

A MONSIEUR LE DOCTEUR BELLOT

MÉDECIN EN CHEF DE 2e CLASSE DE LA MARINE

SOUS-DIRECTEUR

DE L'ÉCOLE PRINCIPALE DU SERVICE DE SANTÉ DE LA MARINE

CHEVALIER DE LA LÉGION D'HONNEUR

A mon Président de Thèse

MONSIEUR LE DOCTEUR MOURE

PROFESSEUR-ADJOINT DE CLINIQUE DES MALADIES DU LARYNX, DES OREILLES

ET DU NEZ A LA FACULTÉ DE MÉDECINE DE BORDEAUX

CHEVALIER DE LA LÉGION D'HONNEUR

OFFICIER DE L'INSTRUCTION PUBLIQUE

GRAND-CROIX DE L'ORDRE D'ISABELLE LA CATHOLIQUE

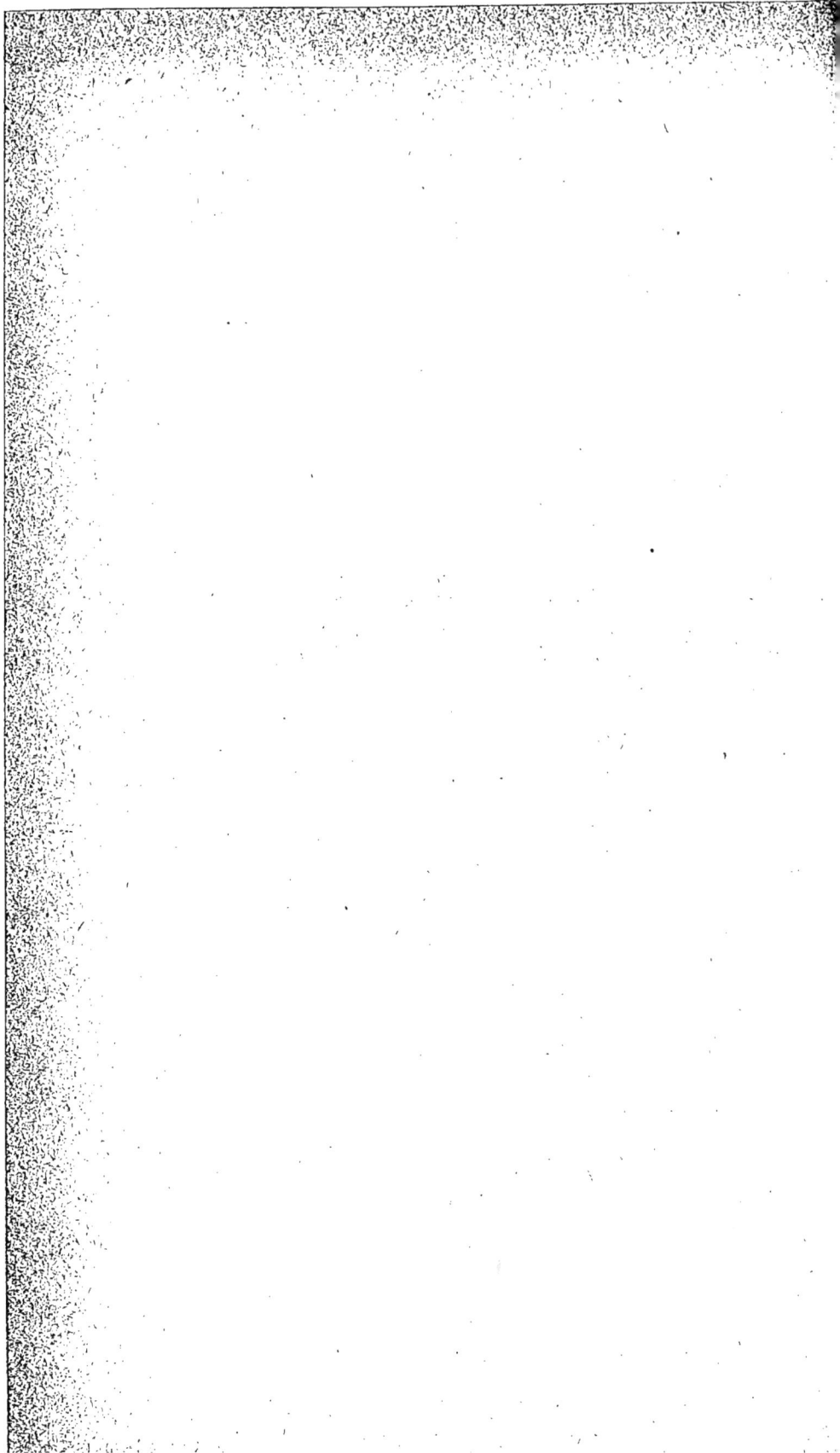

AVANT-PROPOS

Au moment où nous terminons nos études médicales, c'est pour nous un devoir de remercier ceux qui ont bien voulu nous aider de leurs conseils, et, de près ou de loin, s'intéresser à notre travail.

Nous adressons l'expression sincère de notre entière gratitude à nos premiers maîtres de l'Ecole annexe de médecine navale de Rochefort, MM. les professeurs Etourneau, Robert et Brochet, médecins de la Marine ; à MM. Jacquemin, médecin-général de 2me classe, directeur de l'Ecole principale de santé de la Marine ; Burot, médecin-général de 2me classe ; Machenaud, médecin en chef ; Dargein, médecin de 1re classe ; dont le savoir et l'expérience nous furent, en des circonstances pénibles, d'un si grand secours.

A l'hôpital militaire de Bordeaux, M. le médecin en chef Berthier nous a prodigué son enseignement et ses soins ; nous l'assurons à nouveau de notre profonde reconnaissance. A nos maîtres de l'Ecole principale de Bordeaux, nous adressons l'expression de notre gratitude pour la bienveillance qu'ils nous ont toujours témoignée.

L'idée de ce travail nous a été inspirée par M. le professeur Moure, qui a bien voulu nous aider de ses conseils. Nous avons passé à sa clinique plusieurs mois de notre quatrième année d'études médicales, et nous serions heureux de pouvoir longtemps encore profiter de ses savantes et claires leçons. Nous ne ferons pas l'éloge du clinicien ou du chirurgien universellement connu et admiré ; nous le remercions simplement d'être, pour ses élèves, un professeur dévoué, inlassable, et nous l'assurons de notre respectueuse et vive gratitude.

INTRODUCTION

La localisation de la syphilis héréditaire sur l'oreille interne n'est malheureusement pas très rare, mais elle est, par contre, très souvent méconnue.

Lorsqu'elle se manifeste chez un sujet que ses antécédents héréditaires rendent suspect, ou pour qui la syphilis héréditaire a déjà été incriminée, à l'occasion de lésions antérieures, le diagnostic est évidemment facile à établir; à plus forte raison s'impose-t-il, si l'on se trouve en présence d'un enfant présentant la triade complète d'Hutchinson, pour peu du moins que l'on connaisse l'existence de l'affection qui nous occupe.

A côté de ces cas, il en est d'autres où l'oreille seule a été touchée et où le diagnostic doit être posé en se basant non sur des antécédents le plus souvent incertains ou sur des lésions de même origine localisées en d'autres points de l'organisme, mais sur le mode de début et l'évolution même de la maladie, sur l'examen fonctionnel et objectif de l'oreille. Et il ne s'agit pas seulement pour le praticien de goûter la joie délicate d'avoir résolu un problème clinique intéressant et complexe; car, de ce que le diagnostic aura été posé ou non, il résultera le plus souvent que les lésions dont le malade est porteur seront arrêtées dans leur progression ou qu'elles continueront leur œuvre de désorganisation de l'oreille interne.

Il est en effet malheureusement trop certain que non traitée, l'affection ne rétrocède jamais. Parfois brusquement, d'autres fois d'une façon progressive, elle amène toujours une cophose à peu près totale et définitive. Mais il est aussi démontré que dans sa forme lente, soumise à un traitement rationnel au début de son évolution, non seulement elle voit le plus souvent sa marche en avant se modifier et s'arrêter, mais encore l'audition déjà compromise en retirer une amélioration notable et persistante. Il nous a paru utile d'étudier cette maladie relativement fréquente (Toynbee prétend qu'elle lui a fourni un vingtième environ des affections de l'oreille qu'il a pu voir à Guy's Hospital), de décrire les diverses formes cliniques qu'elle peut revêtir et de montrer à quel traitement on peut avoir recours.

Dans un premier chapitre, nous étudions l'historique de la question.

Nous cherchons ensuite avec quelle fréquence elle se manifeste par rapport aux diverses lésions dues à la syphilis héréditaire et à cette occasion nous avons résumé, d'après M. Fournier, les signes principaux pouvant servir à diagnostiquer celle-ci. Nous montrons la place qu'elle tient dans la nosologie des affections de l'oreille et nous indiquons sa prédilection marquée pour le sexe féminin et pour les années accompagnant la puberté; ces diverses considérations font l'objet de notre second chapitre.

Le troisième est consacré à l'anatomie-pathologique, où nous avons résumé les travaux publiés à ce sujet.

Dans la quatrième partie de notre travail, nous analysons les divers symptômes qui peuvent se rencontrer au cours de cette affection et nous montrons comment ils se groupent pour donner des formes cliniques différentes.

Nos trois derniers chapitres sont consacrés respectivement au diagnostic, au pronostic et au traitement. Nous les avons faits aussi complets que possible, et nous les avons fait suivre de plusieurs observations, les unes personnelles, les autres empruntées à divers auteurs parce qu'elles nous semblaient présenter quelque intérêt, soit par le mode de début ou l'évolution de la maladie, soit par les résultats plus ou moins heureux du traitement.

CHAPITRE PREMIER

_____

HISTORIQUE

L'association d'une surdité coïncidant avec des lésions oculaires est signalée en 1853. Hutchinson, en 1863, en fait une manifestation hérédo-syphilitique. Depuis cette époque, de nombreuses observations ont été publiées, dans lesquelles le traitement a donné des résultats variables.

Dès 1853, William Wilde, otologiste à Dublin, signalait l'existence d'une forme spéciale de surdité s'accompagnant le plus souvent de lésions oculaires, survenant sans otorrhée chez de jeunes sujets, et il la considérait comme une manifestation scrofuleuse.

En 1858, de Méric, dans un article sur la syphilis héréditaire, se demandait si elle ne pourrait pas provoquer des lésions de l'organe de l'ouïe, en particulier des suppurations de l'oreille moyenne, et, la même année, il publiait une observation confirmant son hypothèse.

Un an après, Trœltsch citait un cas d'hérédo-syphilis avec carie des apophyses mastoïdes, thrombose du sinus transverse, carie du sphénoïde et diverses lésions des muqueuses buccale et nasale.

En 1863, Jonathan Hutchinson, dans un mémoire demeuré célèbre, note la coexistence des accidents auriculaires et oculaires, déjà signalée par W. Wilde, mais il en fait une manifestation de la syphilis héréditaire, se localisant dans l'organe de l'ouïe, non pas tant sur l'appareil de transmission que sur le labyrinthe osseux ou membraneux, et il relate

21 cas où les lésions du tympan et de la caisse étaient de trop peu d'importance pour amener une surdité complète et définitive. Il fait en outre remarquer le pronostic fâcheux de cette affection, qui ne présente aucune tendance à rétrocéder, et dont l'effet presque fatal est d'abolir en un temps plus ou moins long toute perception auditive.

Dès lors, les otologistes et syphiligraphes s'intéressèrent à ces manifestations si mal connues de la syphilis héréditaire. En 1866, Lancereaux publie son *Traité historique et pratique de la syphilis*, et il y note la syphilis héréditaire comme une des causes de surdité se produisant au moment de la puberté; il croit devoir rattacher la cophose complète à une lésion du nerf auditif.

Hinton, complétant le traité de Toynbée sur les maladies des oreilles, décrit les lésions produites par la syphilis héréditaire sur l'appareil auditif. Il étudie l'anatomie pathologique, et il fait remarquer la disparition précoce de la perception crânienne dans cette affection. Cette maladie, dit-il, doit intéresser non seulement les otologistes, mais tous les médecins, surtout ceux qui s'occupent des enfants.

Wreden (Mon. f. Ohr., novembre 1868), après avoir décrit deux cas d'otite gangréneuse chez des enfants atteints de syphilis héréditaire, émet l'opinion qu'il pourrait exister des tumeurs gommeuses de l'oreille, comme il y en a pour l'iris et les procès ciliaires de l'œil, et une dégénérescence gommeuse du tronc de l'auditif, comme cela existe pour les nerfs optique, facial, moteur oculaire commun et externe.

La même année, Politzer fait remarquer, après Hinton et Troeltsch, que dans cette affection la transmission par les os du crâne est diminuée, et il considère ce symptôme comme dû à une lésion du labyrinthe. Revington (1872), Gressent (1874), Roosa (1875), consacrent quelques travaux à l'étude de la syphilis héréditaire et à son action sur l'oreille.

En 1876, Dalby publie un mémoire sur les affections syphilitiques de l'oreille. Il pense que l'hérédo-syphilis peut produire soit une surdi-mutité analogue à celle de la scar-

latine, soit une perte progressive de l'ouïe par des altérations
nerveuses.

En même temps, Carré (*France Médicale*, 1877), le professeur Parrot (*Progrès Médical*, 1878), étudient les localisations
de la syphilis héréditaire sur l'oreille moyenne, se manifestant ou non par de l'otorrhée.

En 1879, Fauzäl, dans le compte rendu des maladies observées à la clinique des Quinze-Vingts, publie l'observation de
deux malades atteints de kératite parenchymateuse, dents
d'Hutchinson, ulcère scrofuleux d'une amygdale, perforation
du voile du palais, qui furent atteints de surdité presque
complète.

Au Congrès de Londres de 1881, Pierce rapporte trente-cinq
cas de syphilis congénitale, sans localisation bien nette au
labyrinthe. Il montre combien cette affection est plus
fréquente chez la femme que chez l'homme, et il insiste sur
l'inanité du traitement anticatarrhal, dans le cas où l'oreille
moyenne est atteinte.

Roussel, dans sa thèse soutenue en 1881, publie une observation de troubles de l'ouïe due à la syphilis héréditaire.

En 1882, Kipp publie six observations de lésions auriculaires hérédo-spécifiques ayant déterminé de la surdité,
lésions associées, dans tous les cas, à de la kératite interstitielle. Il étudie la pathogénie de cette affection et il conclut
qu'elle est caractérisée par la surdité brusque, par des bourdonnements, des troubles de l'équilibre, sans aucune lésion
du tympan.

La même année, Knapp, dans la statistique des maladies
observées par lui durant les années 1880 et 1881, signale six
cas de labyrinthite hérédo-spécifique.

En 1883, Bruncher (thèse de Nancy), après avoir étudié les
lésions de la syphilis acquise, passe à celles dues à la syphilis
héréditaire. Il insiste sur la coexistence constante de troubles oculaires, débutant généralement avant ceux de l'appareil auditif; pour celui-ci, la propagation semblerait se faire
de segment en segment, de la trompe d'Eustache ou du

Po.   2 conduit auditif externe à la caisse, et de celle-ci au labyrinthe.

La même année, Lépine publie une observation de surdité profonde hérédo-spécifique, avec examen post-mortem. Guerder, dans son travail sur les « Maladies des Oreilles », remarque combien sont encore peu connues les lésions de la syphilis héréditaire sur l'organe de l'ouïe, et il conclut qu'elles amènent tantôt la carie et la nécrose, tantôt l'otorrhée, tantôt la surdité labyrinthique.

En 1884, Pomeroy lit à la Société de Médecine de New-York un mémoire sur l'inflammation de l'oreille moyenne, du labyrinthe et du nerf acoustique, dans lequel il signale la perte rapide de l'audition, sans accident inflammatoire, ce qui est pour lui un signe caractéristique de l'hérédo-syphilis.

Jégu, dans sa thèse inaugurale, reconnaît à la syphilis héréditaire des accidents auriculaires, dont la surdité profonde; elle apparaît à la puberté; son début est brusque, son pronostic grave, et, d'après lui, le traitement spécifique serait inefficace.

En 1885, dans une série d'articles parus dans la *Revue mensuelle de laryngologie, d'otologie et de rhinologie*, Baratoux étudie l'action de la syphilis héréditaire et acquise sur l'oreille. Après un historique très documenté, il passe successivement en revue l'anatomie pathologique, le diagnostic et le traitement.

Théobald, en juillet 1887, fait une communication à la Société otologique américaine, sur un malade, âgé de vingt-un ans, atteint de syphilis héréditaire, à peu près sourd d'une oreille, l'autre présentant des variations très grandes d'acuité auditive; sous l'influence du traitement spécifique (mercure et iodure) se manifeste une très grande amélioration.

La même année, Buck publie l'observation d'un enfant de sept ans, atteint de syphilis héréditaire, devenu à peu près complètement sourd en peu de temps, qui retire un notable bénéfice d'un traitement prolongé à l'iodure de potassium.

Baratoux, dans un article du *Progrès Médical* (octobre 1887) étudie l'anatomie pathologique de l'oreille interne dans le cas de syphilis héréditaire d'après plusieurs autopsies qu'il a faites et il note la très grande fréquence des lésions de vaisseaux du labyrinthe.

Turnbull, en 1888, (*Philadelphia Médical Times*), croit à une fréquence moindre aux Etats-Unis qu'en Angleterre des affections syphilitiques de l'oreille ; après avoir noté la fréquence des affections concomitantes des yeux, du nez et de la gorge, il insiste sur la diminution de la perception crânienne, due à des troubles dans les fonctions des éléments les plus importants de l'oreille interne : limaçon, canaux semi-circulaires, avec de l'hyperhémie, de la sécheresse des membranes des fenêtres ronde et ovale, des lésions spécifiques du nerf auditif et du cerveau. Il montre l'importance du traitement précoce par le mercure et la pilocarpine, mais il recommande d'agir prudemment en ce qui concerne ce dernier médicament, dont l'emploi inconsidéré a pu causer de véritables empoisonnements.

En 1889, Minos *(France Médicale)* cite un cas de surdité profonde, l'un chez une fillette de douze ans, l'autre chez un garçon de quatorze ans, présentant tous les deux des dents crénelées et des opacités cornéennes.

Robert Barclay, en 1892, cite un cas de surdité subite due à la syphilis héréditaire (*Médical News*).

Holger Mygind, prétend que les affections de l'oreille dues à la syphilis héréditaire sont peu fréquentes. Il cite un cas de surdité totale survenue chez une jeune fille de dix-neuf ans, atteinte de syphilis héréditaire, et il note l'inutilité du traitement quand la surdité date de plusieurs années.

En 1893, Délie, étudiant la surdité dans ses rapports avec la syphilis tertiaire, acquise ou héréditaire, signale cette forme caractérisée par son explosion inattendue et rapide. Il s'étend longuement sur le traitement curatif, qui donne souvent de bons résultats, mais il vante surtout le traitement préventif.

La même année, Beausoleil, dans sa « Statistique des maladies de l'oreille à Bordeaux », note 20 cas d'affections labyrinthiques syphilitiques sur 208 cas de maladie de l'oreille interne et 932 cas d'affections de l'organe de l'ouïe.

Deschamps rapporte l'histoire d'une fillette de douze ans, ayant plusieurs stigmates de syphilis héréditaire, atteinte de labyrinthite double, à peu près complètement sourde et très améliorée par le traitement mixte.

Eeman, dans le cas de syphilis de l'oreille interne, a, en plusieurs circonstances, appliqué avec succès un traitement comprenant des frictions mercurielles, de l'iodure de potassium à l'intérieur et des injections sous-cutanées de pilocarpine. Cette méthode, appliquée dès le début, donne d'excellents résultats.

Simrokro Okonogi, cite plusieurs cas de syphilis auriculaire ; il étudie ses manifestations sur le labyrinthe et le traitement qu'il convient d'appliquer.

Gradenigo, dans la statistique de la Polyclinique de Turin, note 20 cas de labyrinthite par hérédo-syphilis, dont 19 bilatérales, sur 243 cas de maladies de l'oreille interne (de 1890 à 1893).

En 1894, M. Bacon cite deux cas d'affections syphilitiques héréditaires de l'oreille interne, qui ont été améliorés par de fortes doses d'iodure de potassium. Il signale un cas rapporté par S. Buck, dans lequel le même traitement s'est montré efficace.

En 1896, Walker Downie rapporte un cas de surdité totale due à la syphilis héréditaire et il donne les résultats de la nécropsie.

Devillas en 1896, Dreyfus en 1897, étudient les diverses manifestations de la syphilis héréditaire sur l'organe de l'ouïe.

En 1898, MM. Pritchard et A. Cheatle publient plusieurs observations de syphilis héréditaire ; ils étudient ses diverses modalités cliniques et les altérations de l'oreille interne dont elle est la cause.

En 1901, Francis R. Packard, étudiant les manifestations de la syphilis héréditaire sur l'oreille, cite le cas d'un enfant de neuf ans, atteint de labyrinthite et très amélioré par le traitement.

En 1904, Rozier étudie sur quelles données l'otologiste peut se baser pour établir le diagnostic de syphilis auriculaire.

En 1906, V. Behm publie une observation de syphilis héréditaire tardive de l'oreille interne. Il pense que la labyrinthite s'installe lentement, accompagnée de bruits subjectifs et généralement sans vertiges.

Görke considère le pronostic de la syphilis héréditaire auriculaire comme plus grave que celui de la syphilis acquise.

En 1907, Duvergé (*Revue hebdomadaire de laryngologie, otologie et rhinologie*) cite quatre cas de labyrinthite, deux dus à la syphilis acquise, deux dépendant de la syphilis héréditaire. Il note l'amélioration notable obtenue par le traitement spécifique associé au traitement électrique, et il pense avec Politzer que les résultats les meilleurs sont observés dans la syphilis acquise.

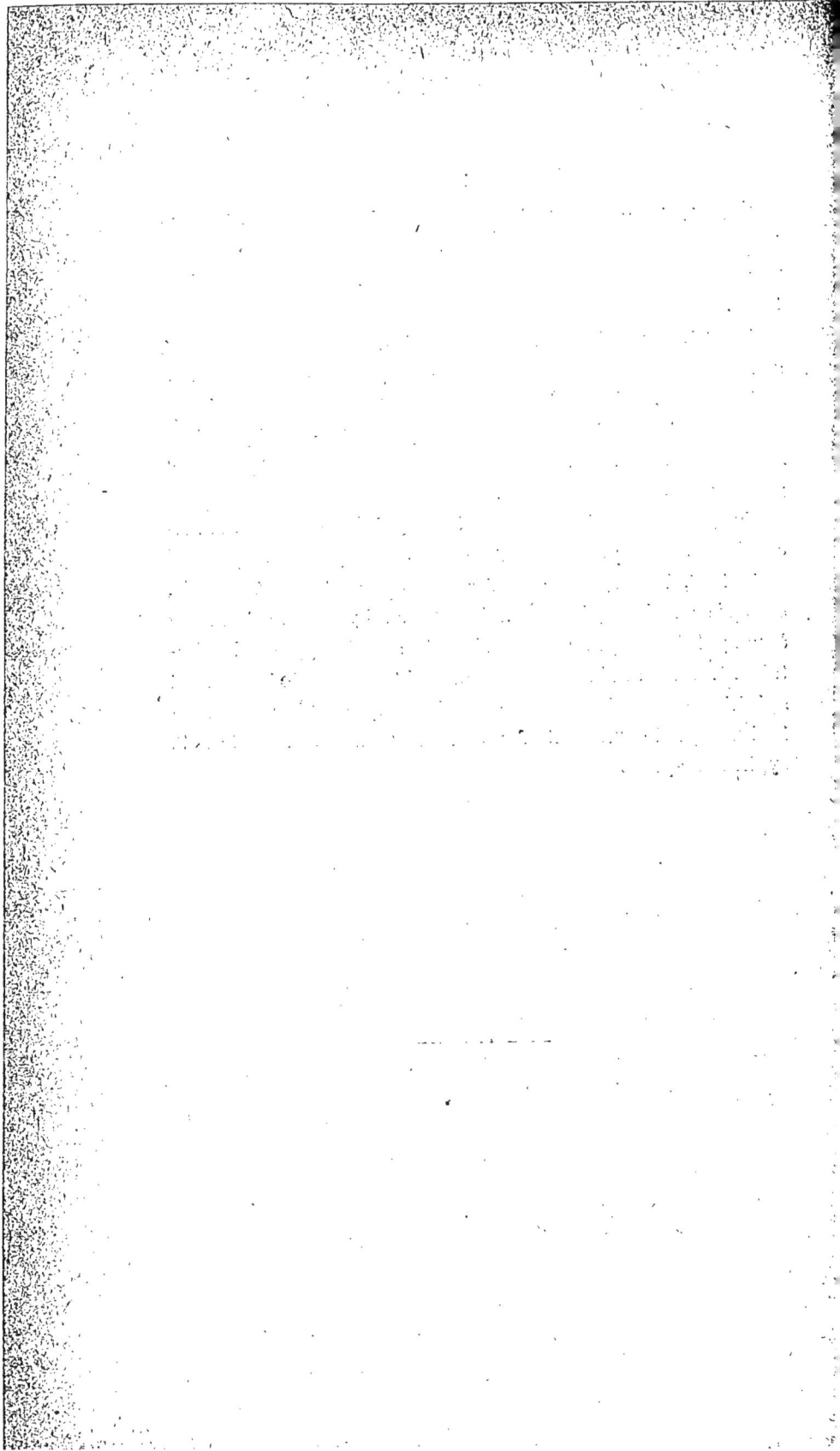

CHAPITRE II

ETIOLOGIE ET FRÉQUENCE

Les manifestations de la syphilis héréditaire sur l'oreille interne s'associent généralement à des lésions oculaires et à des malformations dentaires. Tableau des stigmates de l'hérédo-syphilis. De l'organe de l'ouïe, c'est le labyrinthe qui est le plus souvent touché. La proportion indiquée entre le nombre des labyrinthites et celui des autres affections auriculaires varie pour chaque auteur. La maladie se manifeste chez des enfants ou des adolescents et présente une prédilection marquée pour le sexe féminin.

Nous avons pu constater dans l'historique des travaux publiés sur la labyrinthite hérédo-syphilitique, la coexistence fréquente des lésions oculaires (kératite interstitielle) et dentaires (dents dites d'Hutchinson, amorphisme, microdontisme, etc.). Cependant, la notion de l'identité étiologique de ces diverses affections a été longtemps mise en doute, et encore aujourd'hui, elle garde quelques opposants irréductibles, très peu nombreux, il est vrai. Pour eux, kératite interstitielle, labyrinthite, anomalies dentaires seraient dues à tout autre cause qu'à la syphilis héréditaire et la scrofulose pourrait en revendiquer la plus grande part. Par là, ils se rattachent à la théorie du premier observateur de la triade d'Hutchinson, William Wilde.

B. Zeissl (Lehrb. d. Syph. 5. Aufl. S. 691), dans sa longue pratique, trouve un seul cas de surdité chez tous les hérédo-syphilitiques qu'il a rencontrés. Pour lui, cette lésion serait donc très rare.

Pfister trouve la kératite interstitielle dans 0,3 pour 100

des cas à sa clinique de Zurich, où cependant 40 pour 100 des sujets sont hérédo-syphiliques et il ne croit pas que sur le chiffre total des maladies des yeux le rapport soit supérieur à 0,15 pour 100.

D'après cette statistique, cette affection se présenterait donc très rarement au spécialiste et à plus forte raison aux autres médecins, mais il est à remarquer que les enfants sur qui elle a été basée étaient connus comme hérédo-syphilitiques, avaient été suivis depuis leur enfance et traités dès les premières manifestations, cutanées ou autres. Il n'est donc pas étonnant de constater dans la suite une moindre fréquence des complications tardives de la syphilis héréditaire. Au chapitre consacré au traitement, nous verrons en effet tous les auteurs s'accorder à affirmer qu'on a les meilleures chances de guérison si l'on agit dès le début des lésions et que le meilleur moyen d'empêcher leur production est d'administrer le traitement préventif.

De même Kaposi (Pathologie und Therapie d. Syphil. 1891. S. 401) et Caspary (Ueber Syph. her. tarda, D. méd. Wochenschr. 1883. N°. 31) nient que les signes fondamentaux de la triade d'Hutchinson soient le plus souvent de nature syphilitique.

Hochsinger, médecin des enfants à Vienne, a pris, depuis leur enfance, l'observation très longue et très complète de soixante-trois syphilitiques héréditaires et n'a jamais rencontré un seul signe de la triade d'Hutchinson. Il dit, au contraire, en avoir rencontré chez des sujets indemnes de toute diathèse.

Broca prétendait que les altérations dentaires signalées par Hutchinson, se montraient dans toutes les affections graves de l'enfance survenant au moment de l'évolution des dents. Magitot voit dans l'érosion dentaire une lésion provoquée par l'éclampsie infantile. Il ne l'a jamais rencontrée en Kabylie, où, depuis un temps très long, la syphilis est endémique et héréditaire. Celle-ci, pour cet auteur, aurait bien une action, mais elle ne produirait que l'atrophie, elle rendrait les dents petites, difformes, sans l'érosion regardée comme caractéristique.

Cependant, on peut dire que ces diverses critiques n'ont pu infirmer la thèse d'Hutchinson. Si l'on peut admettre la production de malformations dentaires sous des influences autres que celle de la syphilis héréditaire, il n'en est pas moins certain que celle-ci en est la cause dans le plus grand nombre des cas. La presque unanimité des oculistes considère la kératite interstitielle survenant chez l'enfant sans cause appréciable, comme de nature hérédo-spécifique ; il en est de même pour les otologistes au sujet de la labyrinthite dont nous nous occupons. En présence de la triade d'Hutchinson (surdité profonde, dents caractéristiques, kératite interstitielle), on peut donc affirmer catégoriquement l'existence d'hérédo-syphylis.

En présence d'une de ces lésions, il sera très intéressant pour l'otologiste ou l'oculiste de rechercher si le sujet examiné ne présente pas en une région quelconque du corps des manifestations de même nature. D'après le tableau clinique dressé par le professeur Fournier, nous avons groupé les principaux points à observer.

1º Habitus. Facies. Les malades sont délicats, de constitution chétive. Ils sont maigres, leur système musculaire est peu développé. Ils sont pâles, leur peau est terreuse.

Ils n'ont pas cette peau fine, cette lividité cyanique des extrémités, cette proéminence de la lèvre supérieure, qu'on rencontre chez les scrofuleux.

2º Développement tardif et incomplet (infantilisme). Ils sont de petite taille, ils ont grandi lentement, marché tard, parlé tard. Leur croissance s'est effectuée péniblement. Si le malade est un garçon, la barbe, les poils se sont fait longtemps attendre. Si c'est une fille, on apprend qu'il y a eu un retard sensible dans le développement des seins et dans l'apparition des règles.

3º Déformations nasales et crâniennes. Ils ont de l'asymétrie du crâne, leur front est en carène, à bosselures latérales, olympien, etc. Le dos du nez est aplati, effondré même, et ces deux déformations réunies : front protubérant et nez affaissé, donnent à ces malades une physionomie particulière qui permet facilement de les reconnaître.

4° Lésions osseuses. Les déformations constatées au crâne se reproduisent aux membres et sur le tronc.

5° Cicatrices de la peau et des muqueuses. Elles sont caractérisées surtout par leur siège : commissures des lèvres, sillon nasal, région lombo-fessière, voile du palais.

6° Ils ont la triade d'Hutchinson, c'est-à-dire des vestiges de kératite interstitielle, d'iritis, des troubles ou des lésions de l'appareil auditif ; enfin, les malformations dentaires suivantes : érosions dentaires; microdontisme, constitué par la petitesse, la réduction au-dessous de la moyenne physiologique du volume, de la taille de certaines dents.

Amorphisme dentaire: Caractérisé par ce fait que telles ou telles dents perdent plus ou moins les attributs de leur espèce propre, du type auquel elles appartiennent.

Vulnérabilité du système dentaire: il devient plus accessible aux causes d'attrition, de désorganisation, de destruction qui s'exercent sur lui, c'est-à-dire, en d'autres termes : usure rapide, altération facile et caducité précoce de la dent.

Enfin, la dent d'Hutchinson : Cette malformation consiste en une échancrure semi-lunaire occupant le bord libre de la dent. Cette échancrure est très accentuée, au moins dans la forme typique de la lésion. Elle entoure le bord libre de la dent suivant une ligne courbe, régulièrement et presque gracieusement arciforme, dont la convexité regarde le collet de la dent, de sorte que ce bord libre figure un croissant et présente une perte de substance proportionnelle à ce qu'on appelle la flèche de l'arc. Cette échancrure semi-lunaire se rencontre sur les incisives médianes supérieures qui constituent le siège de prédilection par excellence de cette lésion si typique.

7° Lésions testiculaires. Les testicules sont petits, rétractés, ratatinés, durs, irréguliers dans leur forme, noueux et semés parfois de petites tubérosités lobulaires.

8º Ces enfants ont souvent été affligés d'un coryza très tenace, purulent, parfois même sanguinolent. On note aussi des hypertrophies ganglionnaires, hydarthroses chroniques, arthropathies déformantes, arrêt du développement intellectuel.

Mentionnons enfin la polyléthalité des enfants et l'enquête rétrospective sur les ascendants.

Fréquence des manifestations auriculaires dans la syphilis héréditaire. — Il serait intéressant de noter si les lésions de l'ouïe sont des manifestations rares de la syphilis héréditaire ou bien si au contraire cet organe est un de ceux touchés avec prédilection. Les travaux publiés à ce sujet sont peu nombreux et chacun d'eux nous fournit des données bien différentes, presque contradictoires. Il s'agit de l'appareil auditif dans son ensemble, mais nous pouvons ensuite, relevant les cas de lésions hérédo-syphilitiques publiés par les auteurs, rechercher quel rapport peut exister entre chacune de ses parties au point de vue de la fréquence des manifestations.

Hutchinson et Jackson pensent que chez les enfants atteints de syphilis héréditaire, l'organe de l'ouïe est atteint dans dix pour 100 des cas.

Avec Baratoux et Hermet, nous trouvons une proportion beaucoup plus forte; l'oreille serait lésée en une quelconque de ses parties dans 33 cas environ sur 100.

Parrot se rattache au chiffre fixé par Hutchinson et Jackson. Rabl (Ueber Lues congenita tarda, 1887), a observé depuis leur enfance 127 hérédo-syphilitiques et, chez 8 d'entre eux, a observé des lésions auriculaires. La proportion donnée par cet auteur serait donc de 6,30 pour 100. Le chiffre se relève avec Fournier. Il a examiné 212 sujets atteints de syphilis héréditaires et dans 40 cas, il a trouvé des lésions de l'oreille. Le rapport serait donc d'à peu près 18,30 pour 100.

Ce sont là des chiffres englobant les divers segments de de l'organe de l'ouïe. Si nous cherchons à établir avec quelle fréquence chacun d'eux en particulier est touché et à comparer entre eux les résultats obtenus, nous trouvons pour les différents auteurs ayant publié des statistiques des résultats contradictoires. Nous avons relevé tous les cas que nous avons pu réunir à ce sujet; nous allons les énumérer et nous en ferons le total; nous indiquerons, en outre, l'opinion des auteurs dont nous n'avons pu nous procurer d'observations ou de statistiques.

Fréquence des lésions produites par la syphilis héréditaire sur chacune des parties de l'oreille. — Wreden publie deux cas d'otite gangréneuse du pavillon.

Fürth, avec Gruber, cite 3 cas d'écoulement d'oreilles avec gangrène du conduit auditif externe, du pavillon et de la joue.

Steinbrügge décrit un cas de malformation de l'oreille externe.

Hutchinson et Hinton, dans les examens qu'ils ont faits, ont trouvé l'oreille externe et moyenne normale.

Roosa croit plutôt à une lésion de l'oreille moyenne qu'à une lésion labyrinthique.

Hutchinson cite 21 cas où il croit à une lésion de l'oreille interne.

Hinton publie 2 observations, une avec suppuration de la caisse, la seconde nettement centrale.

Knapp cite deux cas de maladie du labyrinthe.

Kipp, 6 cas de maladie de l'oreille moyenne.

Schwabach, 1 cas d'otite interne compliquée d'otite catarrhale.

Gradenigo, 5 cas de labyrinthite et 1 cas de suppuration chronique de l'oreille moyenne.

Holger Mygind, 7 cas de surdité semblant être d'origine labyrinthique, bien qu'avec otite catarrhale et 1 cas sans écoulement d'oreilles.

Pagenstecher signale 1 cas de surdité profonde avec kératite interstitielle.

Moos, 2 cas de maladie labyrinthique.

Hartmann, 2 cas identiques.

Schubert, 6 cas d'affections de l'oreille moyenne, dont 2 cas dont l'origine spécifique n'est pas très certaine.

Thorens, 1 cas d'hématome du pavillon.

Rivington, 1 cas de gangrène du pavillon.

Buck rapporte à la Société américaine d'otologie (1887) 1 cas de périostite du conduit auditif externe.

Wilson, sur trois enfants frères et sœur, hérédo-syphilitiques, voit 2 cas de suppuration de la caisse et 1 cas de labyrinthite avec surdité complète.

Rabl, sur 8 cas observés a eu 4 fois la triade complète d'Hutchinson, 1 cas où l'affection de l'oreille moyenne était la propagation d'une lésion du naso-pharynx. Dans les trois autres, aucune lésion de la caisse.

Ludwig cite 5 cas (Clinique otologique de Hallenser), dont 4 par lésion centrale, 1 par lésion de la caisse.

Baratoux a observé 43 cas, dont il a pu faire l'autopsie, parmi lesquels il a trouvé 27 fois l'oreille moyenne en cause, 4 fois le labyrinthe et 12 fois les deux pris à la fois.

Dreyfus cite 6 cas d'otite moyenne purulente et 7 cas de labyrinthite.

Beausoleil cite 20 cas d'affections labyrinthiques dues à la syphilis héréditaire.

Bacon, 2 cas de surdité centrale.

Walker Downie, 1 cas analogue.

Packhard, 1 cas de labyrinthite.

Behm, 1 cas de lésion de l'oreille interne.

Nous-même, à la clinique de M. le Professeur Moure, avons relevé 22 cas de labyrinthite contre 4 cas d'otorrhée dus à la syphilis héréditaire.

Nous avons donc un total de 187 observations, sur lesquelles :

Oreille moyenne prise seule................. 33 cas
Labyrinthe pris seul...................... 117 »
Oreille moyenne et labyrinthe pris à la fois.... 37 »

Rapport de la labyrinthite avec la kératite interstitielle. —

En ce qui regarde la coexistence de la kératite et des affections de l'oreille, nous avons les données suivantes : Hutchinson a observé 64 cas de kératite, parmi lesquels 8 cas de
surdité hérédo-syphilitique. Dans un travail publié un peu
plus tard, il cite 102 cas de kératite, avec 15 fois des lésions
de l'organe de l'ouïe.

Horner a observé la kératite parenchymateuse chez un
très grand nombre d'enfants atteints de syphilis héréditaire.
Sur 100 d'entre eux il a observé, en moyenne, 12 fois des
affections auriculaires amenant la surdité rapide.

Kipp cite 6 cas de surdité profonde, avec chaque fois de la
kératite interstitielle.

En résumé, la kératite interstitielle semble une manifestation plus fréquente de la syphilis héréditaire que la labyrinthite. Elle apparaît aussi généralement la première, mais pas
d'une façon constante. La labyrinthite peut aussi exister
seule, et dans les 22 cas que nous avons relevés à la clinique
de M. le Professeur Moure, de janvier 1899 à novembre 1907,
nous trouvons 11 fois seulement des lésions oculaires.

*Rapport de la labyrinthite par hérédo-syphilis avec les
autres maladies de l'oreille.* — Ici encore les statistiques
fournies par divers otologistes, concordent peu entre
elles.

Hinton (statistique de Guy's Hospital) pense que sur 20
malades se présentant à sa consultation, il en est 1 dont les
lésions sont dues à la syphilis héréditaire.

Scwhartze croit qu'en Allemagne la proportion est beaucoup moins élevée.

A la clinique de Tubingen, d'avril 1884 à juin 1890, le rapport a été de 0,203 p. 100 (7 cas sur 3.447). Si l'on compare la
fréquence des lésions auriculaires hérédo-spécifiques avec
celle de toutes les affections de l'oreille ayant amené la surdité (y compris les surdi-mutités de quelque origine qu'elles
soient), on trouve que la proportion est d'environ 6,45
p. 100.

Ludwig, à la clinique auriculaire de Hallenser, a observé

6 cas de labyrinthite sur 1.515 affections de l'organe de l'ouïe. Le rapport serait donc d'à peu près 0,260 p. 100.

Gradenigo cite 20 cas de labyrinthite hérédo-spécifique, sur 243 cas de maladies de l'oreille interne et 3.175 cas d'affections de la caisse du tympan.

Mygind, à la clinique de Meyer à Copenhague, en a observé 7 cas sur plusieurs milliers d'affections de l'oreille (Statistique de 1870 à 1889).

Baratoux cite 15 cas d'affection hérédo-spécifique de l'oreille interne sur 2,000 cas observés. La proportion serait donc de 0,80 °/₀.

Knapp, en 1880 et 1881, sur 766 cas de maladies de l'oreille et 30 cas de maladies de l'oreille interne, a observé 6 cas de labyrinthite par hérédo-syphilis.

Bezolt, de 1887 à 1889, sur 45 cas de surdité, a vu deux fois la labyrinthite hérédo-spécifique en être la cause.

Beausoleil (Statistique des maladies observées à la clinique de M. le Professeur Moure, 1893), sur 102 cas de maladies du labyrinthe et 825 cas d'affections de l'oreille moyenne et de l'oreille externe, cite 20 cas de lésions syphilitiques de l'oreille interne.

A cette même clinique de M. le Professeur Moure, de janvier 1899 à novembre 1907, nous relevons 22 cas de labyrinthite hérédo-spécifique contre 290 cas de maladies de l'oreille interne et environ 5,000 cas d'affections de l'oreille en général.

Fréquence de la labyrinthite chronique comme cause de surdi-mutité. — Lorsque la labyrinthite se déclare chez un sujet déjà assez âgé et qu'elle détermine une surdité totale et définitive, on observe bien le plus souvent des modifications dans la parole, mais elle n'entraîne jamais de mutité complète. Au contraire, quand la surdité s'est installée avant l'âge de six ans, l'expérience démontre qu'en devenant sourd, l'enfant perd l'usage de la parole.

Hutchinson dit avoir observé ce fait « non très rarement », d'autant plus, dit-il, que le traitement a moins de prise sur cette forme de surdité que sur celle provenant de la syphilis acquise.

Hinton pense qu'après la surdi-mutité congénitale, c'est la syphilis héréditaire qui fait le plus de sourds-muets.

William Dalby la place au second rang, après la scarlatine.

Moos, sur 40 cas de surdi-mutité congénitale, incrimine deux fois la syphilis.

Roosa, sur 147 cas de surdi-mutité (40 sujets étaient nés sourds), cite 1 cas dû manifestement à la syphilis, le malade ayant la triade complète d'Hutchinson.

Lemcke a observé 266 sourds-muets, dont 2 par suite de manifestations de syphilis héréditaire (0,75 %).

Donc, sur 453 cas de surdi-mutité, nous en voyons 5 dus à la syphilis héréditaire; la proportion serait d'environ 1,10 %. Nous ne pensons pas qu'elle puisse être supérieure à ce chiffre, car la labyrinthite ne se produit pas généralement assez tôt pour entraîner cette complication; comme nous le montrerons plus loin, son maximum de fréquence est en effet de dix à quatorze ans.

Variations de fréquence avec le sexe et avec l'âge. — C'est un fait d'observation courante que les lésions dues à la syphilis héréditaire s'observent avec une prédilection marquée chez des sujets de sexe féminin.

Rable, sur 127 sujets atteints de manifestations auriculaires hérédo-spécifiques, trouve 69 filles et 58 garçons.

Davidson, sur 10 malades, en a un seul du sexe masculin.

Hutchinson et Lancereaux pensent que la proportion est à peu près de 3 filles contre 1 garçon. Baratoux indique 2 contre 1. Pierce, Lermoyez et Boulay, 5 contre 1.

Okonogi cite 7 cas dont 5 filles et 2 garçons.

Dreyfus 8 cas, 6 filles et 2 garçons.

Sur les 22 cas que nous avons relevés à la clinique de M. le Professeur Moure, la proportion est moindre. Nous trouvons en effet 13 filles contre 9 garçons.

La plupart des auteurs signalent en même temps la fréquence plus grande de la labyrinthite et de la kératite inters-

titielle chez les enfants des classes pauvres, proportion
obtenue bien entendu en comparant des nombres égaux
d'enfants hérédo-syphilitiques. Nous nous sommes demandé
comment pouvait s'expliquer cette prédilection marquée de
la labyrinthite spécifique héréditaire pour le sexe féminin.
Tout d'abord, il est à remarquer que ce rapport n'est pas
basé sur l'observation de deux groupes d'un même nombre
de sujets hérédo-syphilitiques de sexes différents, mais qu'il
est le résultat de l'observation de la totalité des enfants examinés ; de telle sorte qu'on pourrait objecter que si l'on trouve
plus de jeunes filles que de garçons atteints de labyrinthite,
c'est que le nombre de jeunes filles hérédo-syphilitiques est
plus grand que celui des garçons. En effet, cette affirmation
qui semble à première vue de pure fantaisie, est confirmée
en partie par les faits, et de nombreux syphilographes ont
constaté que sur un nombre déterminé de nouveau-nés
hérédo-syphilitiques, le chiffre des morts en bas-âge était
toujours de beaucoup plus considérable du côté du sexe
masculin. Cependant, ce fait seul ne suffirait pas à expliquer
une telle disproportion. Il en est un autre qui, démontré par
Moos à propos des affections de l'ouïe en général, trouve dans
le cas particulier qui nous occupe, une application très nette.
Il a signalé les répercussions presque constantes qu'exercent
sur certaines affections de l'oreille l'établissement de la
puberté d'abord, les variations et les troubles de la mens-
truation ensuite. Il a publié 6 cas de jeunes filles devenues
sourdes au moment de l'établissement de leurs règles. De
nombreuses observations montrent en outre des modifications notables d'un état normal ou pathologique de l'ouïe
sous l'influence des périodes menstruelles. Rien d'étonnant
à ce que l'ébranlement de l'organisme au moment de la
puberté, beaucoup plus profond chez les jeunes filles que
chez les garçons, ne provoque chez elles des localisations
plus fréquentes à des organes déjà prédisposés.

 C'est au moment de la puberté que nous retrouvons pour
les deux sexes le maximum de fréquence de la labyrinthite
héréditaire syphilitique.

Hinton, l'a rencontrée de 10 à 16 ans.

Schwartze, de 6 à 18. Moos, de 10 à 18.

Gradenigo, de 10 à 20 ans.

Lermoyez et Boulay, de 8 à 20 ans, 1 cas à 24. Le plus grand nombre de 12 à 15.

Charles J. Kipp, de 6 à 23 ans.

Devillas, de 8 à 20; maximum à 12.

Mygind, 7 cas de 4 à 17 ans.

Hutchinson, cite un cas à 25 ans. Habermann, un autre à 28.

Nous-même, à la clinique de M. le Professeur Moure, avons observé 22 cas, de 2 à 24 ans avec un maximum de 12 à 19 ans. Nous avons recueilli 93 cas de labyrinthite hérédo-syphilitique, dont 63 filles et 30 garçons. Nous résumons dans le tableau suivant les indications que nous en avons retirées.

Age		Age		Age		Age	
1	0	7	3 F. 2 G.	13	8 F. 3 G.	19	3 F. 1 G.
2	0 F. 1 G.	8	4 F. 3 G.	14	3 F. 1 G.	20	4 F. 0 G.
3	0	9	3 F. 1 G.	15	1 F. 1 G.	21	0
4	2 F. 1 G.	10	4 F. 2 G.	16	1 F. 2 G.	22	0
5	3 F. 0 G.	11	4 F. 2 G.	17	4 F. 1 G.	23	0
6	3 F. 1 G.	12	9 F. 6 G.	18	4 F. 1 G.	24	0 F. 1 G.

Courbe de fréquence par âge et par sexe :

Age des Malades :

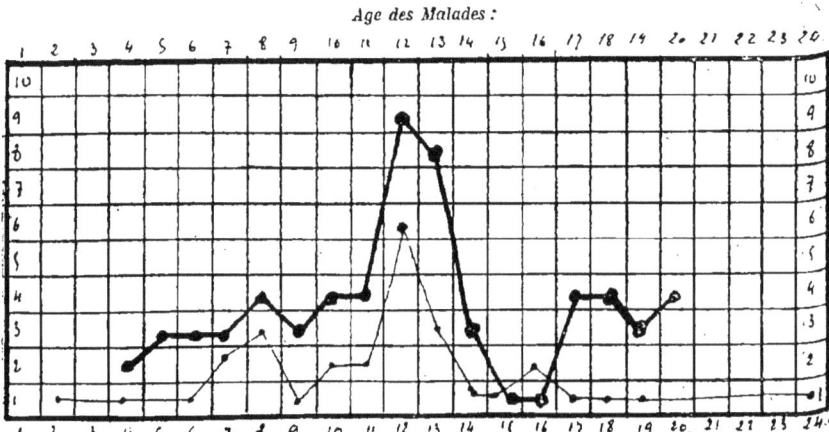

La Courbe en trait gras est pour le sexe féminin.

Nous voyons tout d'abord le nombre beaucoup plus considérable de cas se produisant de 10 à 13 ans, la diminution
pour les deux sexes à 14 ans et la chute presque complète à
partir de 15 ans. Mais une seconde constatation est à faire :
alors que le nombre de cas reste infime pour les garçons à
partir de 14 ans (1 cas chaque année), nous le voyons augmenter brusquement à partir de 17 ans pour le sexe féminin
et se maintenir élevé jusqu'à 20 ans. Ces deux considérations,
maximum incontestable de fréquence des cas une première
fois au moment de la puberté, et une seconde fois à l'âge
correspondant à peu près au commencement de la vie géni-
tale, montrent bien l'influence qu'ont ces faits physiologiques
sur la pathogénie de cette affection.

CHAPITRE III

———

ANATOMIE PATHOLOGIQUE

Les lésions amenant la surdité profonde hérédo-syphilitique sont encore mal
connues ; de nombreuses hypothèses admettent des lésions soit du cerveau, soit du tronc de l'auditif, soit des parties osseuses ou périostiques
de l'oreille interne, quelques autopsies semblent montrer dans les formes
aiguës de la maladie un épanchement séreux ou hémorragique au niveau
des terminaisons de l'acoustique, dans les formes lentes de l'infiltration
du labyrinthe dans sa totalité ou dans une portion déterminée, des néofor-
mations osseuses ou fibreuses.

La question de la nature et du siège des lésions amenant
la surdité labyrinthique est encore dans l'ombre, le nombre
des autopsies pratiquées étant encore trop restreint pour
donner des indications précises. Tout d'abord, de nombreux
auteurs signalent des lésions du tympan et de la caisse, dans
les cas associés à de l'otite catarrhale. En ce qui concerne le
labyrinthe lui-même, les opinions varient suivant les auteurs.

Hutchinson admettait *a priori* qu'il devait s'agir d'une
névrite de l'auditif, analogue à la rétinite spécifique, lésion
pouvant aussi porter sur ses ramifications dans le labyrinthe.

Moos, Heinbrugge, Politzer ont vu de la périostite sur les
parois du vestibule, avec de l'infiltration cellulaire de tout
le labyrinthe.

Moos et Délie admettent encore la possibilité d'une sclérose spécifique portant à la fois sur la caisse et le labyrinthe, mais se localisant tout particulièrement sur la lame spirale.

Toynbee publie les résultats d'une autopsie où il note un état congestif de la muqueuse tympanique droite, quelques adhérences anciennes de chaque tympan, les trompes contenant du mucus et les vestibules fortement congestionnés.

St-John Roosa et Lancereaux admettent l'hypothèse d'une lésion du nerf acoustique.

Wreden pense à une dégénérescence gommeuse du tronc de l'auditif.

Hinton signale de la congestion du vestibule dans un cas.

Selon Kipp, ce sont les centres eux-mêmes qui sont en cause, notamment le plancher du quatrième ventricule, en raison de la bilatéralité de l'affection.

Virchow ne met pas en doute la paralysie centrale de l'auditif à la suite d'une tumeur gommeuse du cerveau ou de la base du crâne, ou encore d'une gomme du tronc du nerf auditif.

Boucheron a imaginé la théorie dite de l'otopiésis (πιεσις, compression), d'après laquelle toute compression de la trompe d'Eustache déterminerait le vide dans la caisse; d'où refoulement exercé par la pression atmosphérique sur la membrane du tympan, transmission de cette compression par l'intermédiaire de la chaîne des osselets au liquide labyrinthique et aux extrémités terminales du nerf qui s'atrophierait à la longue, sa dégénérescence amenant une surdité complète et incurable.

Malheureusement pour cette théorie, les observations recueillies jusqu'alors sont à peu près muettes au sujet de cette prétendue compression de la trompe d'Eustache.

Gradenigo (*Archiv. für Ohrenheil*, xxv-1887), croit à l'intégrité des nerfs et des centres nerveux. Les lésions consisteraient en une infiltration embryonnaire, parfois avec hémorragies. Il semble qu'il se fasse parfois une ossification du tissu conjonctif.

Quelques auteurs ont aussi émis l'hypothèse d'un syphilome, d'une tumeur cérébrale ou bulbaire exerçant une compression sur le nerf acoustique (Obs. de Lépine).

Pritchard et A. Cheatle pensent que les cas foudroyants peuvent être expliqués par une augmentation brusque de la tension intra-labyrinthique, amenant la destruction de toutes les terminaisons nerveuses, et produisant une exsudation analogue à celle constatée pour les yeux (kératite).

Dans le cas où les symptômes évoluent lentement, ils pensent que le liquide exsudé n'étant pas en assez grande quantité pour causer l'atrophie des nerfs, la progression de la maladie s'explique par une augmentation lente de la tension ou par la transformation ultérieure de ce liquide.

En ce qui concerne cette théorie, expliquant les faits observés au niveau du labyrinthe par comparaison avec ceux démontrés pour l'œil, Politzer ne croit pas qu'il s'agisse pour l'oreille interne de l'exsudation d'un liquide plastique analogue à celui qu'on rencontre dans l'iritis syphilitique. Cependant, il cite le cas, rapporté par Moos (*Virch. Arch.*, vol. I, XIX), d'un homme atteint de syphilis ayant souffert de bourdonnements intenses, de phénomènes vertigineux et qui devint presque complètement sourd. La mort survint un an et demi environ après le début de la maladie. A l'autopsie, on trouva les lésions suivantes du labyrinthe :

« Epaississement du périoste du vestibule. Le tissu conjonctif, situé entre le labyrinthe osseux et le labyrinthe membraneux, rempli de petites cellules et d'une substance assez consistante. Les organes de Corti considérablement infiltrés, la zone pectinée et le périoste de la lame spirale un peu moins, les ampoules et les canaux semi-circulaires également infiltrés. Le nerf auditif était normal.

Walker Downie, dans un cas de surdité centrale, due à la syphilis héréditaire, a pu faire l'autopsie, et décrit les lésions suivantes :

Le facial et le nerf acoustique, examinés à leur entrée dans leur conduit osseux, étaient sains, mais un centimètre plus profondément, la paroi supérieure du conduit devenait subitement plus épaisse, empiétant sur la lumière du canal, et, au bout de trois millimètres, celui-ci était complètement obstrué.

Le vestibule était si complètement rempli qu'il était douteux qu'il en restât la plus petite partie.

Les parois du limaçon, soigneusement examinées, présentaient leur volume moyen; mais l'axe du colimaçon et la lame spirale étaient épaissis au point d'occuper une portion de la cavité beaucoup plus grande que de coutume. Des canaux semi-circulaires, on ne pouvait retrouver que l'horizontal, le reste de cette partie du labyrinthe étant perdu dans une masse d'os compact, ayant la consistance de l'ivoire.

Le processus d'inflammation chronique, qui avait procédé à une néoformation aussi considérable de tissu osseux, était bien la syphilis. Il en résultait une oblitération de la dernière part du conduit auditif interne, avec compression et destruction des troncs nerveux; ainsi, non seulement le conduit auditif avait été séparé d'avec l'oreille interne, mais il en était résulté l'oblitération presque complète du labyrinthe lui-même, le tout ayant amené la perte totale de l'ouïe. L'oreille externe et l'oreille moyenne étaient normales.

Baratoux a pratiqué plusieurs autopsies de jeunes sujets hérédo-syphilitiques porteurs de lésions auriculaires. Il distingue deux cas:

1o Les lésions ont débuté par la caisse et ont gagné l'oreille interne;

2o Le labyrinthe seul a été affecté.

1o *Lésions ayant débuté par la caisse et ayant gagné l'oreille interne.* — Dans ce cas, il note l'injection vasculaire des parties molles, avec épaisissement des membranes infiltrées de cellules rondes, surtout au niveau du limaçon et des canaux semi-circulaires. Les parois des ampoules et du limaçon présentent une coloration rougeâtre; l'axe du limaçon est injecté et infiltré de cellules arrondies.

Toutes ces parties sont baignées par un liquide séro-sanguinolent, ayant remplacé le liquide normal des canaux de l'oreille interne.

2o *Le labyrinthe seul a été affecté.* — Dans ce cas, il a

observé à plusieurs reprises que les vaisseaux de l'angle
spiral et même le vaisseau qui suit la lame spirale membra-
neuse présentaient une prolifération cellulaire de leurs
tuniques, amenant un rétrécissement du canal et, par suite,
une oblitération par des caillots fibrineux produisant une
dilatation anévrysmale, puis une rupture avec hémorragie.

On sait, en effet, par les travaux de nombreux auteurs,
que la syphilis héréditaire amène des lésions vasculaires,
surtout des capillaires et des petites veines. Il n'est donc pas
étonnant qu'on en retrouve au niveau du labyrinthe, où la
trame vasculaire est si délicate, alors qu'on a pu en noter
dans le tissu cellulaire, dans les poumons, la cavité pleurale,
le cœur et le péricarde, le cerveau et ses membranes, la
tunique des gros vaisseaux, le foie, l'estomac, le thymus, les
testicules, le cordon, la cavité rétropéritonéale, la muqueuse
buccale.

Ainsi pourraient s'expliquer ces formes subites où un
sujet se couche entendant à peu près normalement et se
réveille complètement sourd d'une oreille. Les néoforma-
tions osseuses ou fibreuses, les atrophies nerveuses convien-
draient mieux aux formes lentes.

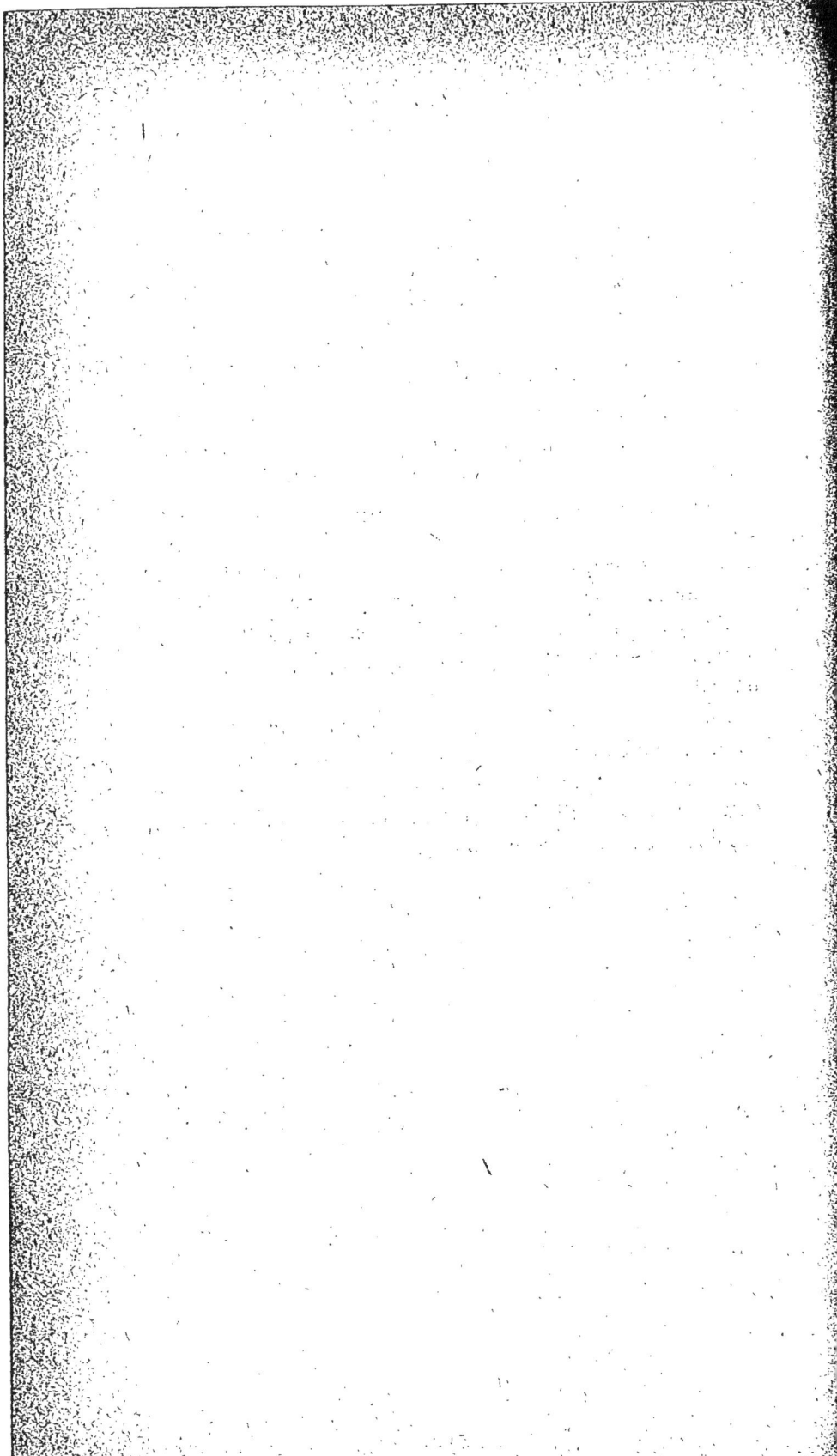

CHAPITRE IV

SYMPTOMATOLOGIE

La symptomatologie varie avec la localisation des lésions dans l'oreille
interne, mais elle comprend toujours de la surdité et des bourdonnements,
le plus souvent des vertiges, rarement des nausées et des vomissements.
On peut distiguer deux formes cliniques : une forme rapide, où la surdité
s'établit tout d'un coup, et une forme lente où elle s'installe peu à peu.

Nous avons vu quelles sont les lésions provoquées par la
syphilis héréditaire sur l'oreille interne; comme dans tous
les cas où ses fonctions normales (audition et équilibration)
sont troublées, par suite de modifications de la circulation,
de processus inflammatoires ou sclérosants, de causes
exogènes amenant des variations de tension des liquides
qu'elle renferme, elle va réagir et manifester ces lésions par
des signes portant à la fois sur l'audition et sur l'équilibration. On comprend que les phénomènes observés, dépendant d'une localisation de la maladie sur des points différents, mais très voisins l'un de l'autre, pourront varier d'une
façon égale et concomitante quand l'oreille interne sera
touchée dans son ensemble; lorsque, au contraire, les lésions
porteront sur l'une des parties du labyrinthe à l'exclusion
de l'autre, les troubles seront de beaucoup plus marqués,
soit du côté de l'audition, soit du côté de l'équilibration.

Or, il semble que dans l'affection qui nous occupe, l'effort
de la maladie se porte surtout sur la portion auditive du
labyrinthe. Nous avons vu dans le chapitre consacré à l'ana-

tomie pathologique quelle importance on devait accorder aux lésions vasculaires, osseuses ou périostiques du limaçon, à l'encontre d'autres processus pathologiques de l'oreille interne, où les canaux semi-circulaires sont très souvent en cause.

On conçoit donc dès maintenant que les symptômes à noter dans le courant de cette étude seront plutôt en rapport avec la fonction auditive qu'avec la fonction d'équilibration, que celle-ci pourra ne subir parfois que le contre-coup de lésions localisées en dehors des organes qui lui seront propres, par suite de propagation secondaire, d'excitation de simple voisinage, de modification de tension portant sur le labyrinthe tout entier.

Ceci posé, par quoi et comment réagit l'oreille interne ?

Du côté des organes destinés à l'audition : par de la surdité et des bourdonnements.

Du côté des canaux circulaires : par des vertiges et des troubles de l'équilibre.

Enfin, dans quelques cas, à ces signes constants s'ajoutent des vomissements; très fréquents dans la période de début d'autres affections labyrinthiques (ictus initial de la maladie de Ménière), ils sont beaucoup plus rarement relatés dans les observations de la labyrinthite hérédo-spécifique.

1º *Surdité*. — Cette surdité évolue de deux façons bien différentes. Dans la première forme, on ne peut à vrai dire prononcer le mot évolution, car elle s'établit d'emblée, brutale et foudroyante. Il s'agit le plus souvent d'un adolescent, parfois présentant ou ayant déjà présenté des signes nets d'hérédo-syphilis (kératite interstitielle, irido-choroïdite, lésions cutanées ou osseuses, dents d'Hutchinson). Il se couche comme d'habitude, entendant bien, et se réveille au matin complètement sourd d'une oreille, parfois des deux. Nous avons dit qu'il se couchait entendant bien; il est à remarquer en effet que cette forme brusque, apoplectique, survient à peu près constamment la nuit. Si le même fait se reproduit pour l'autre oreille, c'est dès lors la surdité totale, définitive, très peu ou pas du tout modifiée par le traitement.

Dans une seconde forme, bien loin de s'installer brutale-
ment, la surdité s'établit peu à peu, progressivement, chez un
sujet présentant ou non des signes d'hérédo-syphilis. Un
adolescent s'aperçoit que depuis quelque temps il entend
mal d'une oreille. Dans sa famille, on remarque qu'au cours
d'une conversation, il doit faire à chaque instant répéter les
paroles qu'on vient de prononcer à côté de lui. L'audition
s'affaiblit progressivement et, après un temps plus ou moins
long, allant de quelques jours à plusieurs années, la surdité
devient complète, ou presque complète du côté lésé.

Les choses peuvent en rester là, et le malade conserve une
oreille dont l'audition est normale; mais la seconde (qui
d'ailleurs aurait pu être touchée en même temps que la première) se prend généralement à son tour, et, en fin de compte,
dans le cas où un traitement rationnel n'est pas intervenu,
la surdité devient absolue des deux côtés.

Il est à remarquer, dans ce cas, que la perception osseuse
disparaît la première et que la maladie, sauf le cas d'autres
lésions hérédo-syphilitiques concomitantes, s'aggrave sans
la moindre réaction locale ou générale, de même qu'elle n'a
eu besoin d'être précédée d'aucun état pathologique quelconque.

2° *Bourdonnements et vertiges*. — En même temps que la
surdité et parallèlement à elle, évoluent les bourdonnements
et les vertiges. Ils peuvent survenir brusquement, accompagnant la forme syncopale, mais il est à noter que les bourdonnements sont constants et persistent alors que les vertiges semblent plus rares, et, s'ils existent, paraissent s'amender rapidement.

Dans la forme lente, au contraire, les bourdonnements se
rencontrent toujours, et les vertiges se manifestent avec une
fréquence plus grande, mais à des degrés divers. D'abord
fugaces, très espacés, peu intenses, ils finissent par se renou-
veler à des intervalles plus rapprochés; puis s'établit une
sorte d'état vertigineux, où le malade, conscient de son infir-
mité, marche avec précaution, cherchant son équilibre. C'est

surtout le soir, au moment où tombe la nuit que ces phénomènes se montrent avec le plus d'intensité, l'obscurité empê-
chant la vue, cette « béquille du labyrinthe » (Grasset), d'ac-
complir son rôle régulateur. Cependant, il est à noter que,
dans la grande majorité des cas, le pronostic n'est pas aussi
sombre en ce qui concerne les troubles de l'équilibre ; ils sont
le plus souvent beaucoup moins accentués et finissent même
fréquemment par disparaître tout à fait.

Quand aux bourdonnements, ils sont de timbre et d'intensité variables. Certains malades les comparent à des sifflements, au roulement du chemin de fer, au bruit de la mer, à
des bourdonnements d'abeilles, au bruit d'une machine à
vapeur. D'autres entendent des bruits métalliques, à timbre
musical, des bruits de cloches, de clochettes, de cascade
etc., etc., toutes sortes de bruissements qui les fatiguent,
les agacent au point de leur rendre parfois l'existence intolé-
rable. Nous avons eu très souvent l'occasion de le remarquer,
ces malades, comme beaucoup d'autres dont le labyrinthe
est lésé, viennent à la consultation non pour leur surdité, à
laquelle ils semblent se résigner, mais pour qu'on les débar-
rasse de ces bruits subjectifs qui ne leur laissent pas un
instant de repos.

Enfin, à ces symptômes capitaux s'ajoute parfois, mais très
rarement, une autre manifestation réactionnelle de l'oreille
interne : ce sont les nausées et les vomissements; ils ont été
signalés dans plusieurs cas, accompagnant soit la forme lente,
soit la forme apoplectique. Ils disparaissent d'ailleurs rapidement.

Maintenant que nous avons étudié chacun des symptômes
de la labyrinthite syphilitique héréditaire en particulier,
voyons comment ils prennent naissance, comment ils se
groupent et ils évoluent, pour former des tableaux cliniques
différents.

Suivant que leurs observations avaient porté sur des
sujets devenus sourds brusquement ou lentement, les premiers auteurs faisaient de l'établissement rapide de la sur-

dité ou de sa progression pas à pas la caractéristique de l'affection, et ils proscrivaient rigoureusement, comme n'étant pas dus à la labyrinthite hérédo-spécifique, les uns les formes apoplectiques, les autres les formes à évolution lente. Puis on reconnut qu'il s'agissait d'une même maladie revêtant des apparences diverses; on voulut classer ces cas dissemblables et déterminer les cas types dans le cadre desquels toutes les observations viendraient se grouper.

Pour Urban Pritchard et Arthur Cheatle, on peut considérer deux groupes :

1º La surdité ne s'accompagne pas de vertiges ;

2º La surdité s'accompagne de vertiges.

Pour ces auteurs, le premier groupe renfermerait les cas les plus nombreux ; pour les deux, le début de l'affection peut être aigu, subaigu, chronique d'emblée. Cette classification n'a pas prévalu. Elle était basée sur ce fait que pour les deux groupes de cas, les localisations anatomo-pathologiques devaient être différentes. Mais tout d'abord, comme nous l'avons indiqué au début de ce chapitre, une lésion évoluant dans l'oreille interne, en dehors des canaux semicirculaires, aura cependant les plus grandes chances de produire des troubles de l'équilibre, en déterminant de l'irritation de voisinage ou des modifications de la tension intra-labyrinthique. Il en résulte aussi que les cas où se montrent des sensations vertigineuses, doivent être plus nombreux que ne le pensaient Pritchard et Cheatle, et les faits cliniques nous le démontrent avec évidence. Enfin, il est dans le mode de début de la maladie et dans son évolution des points où les différences sont assez nettes et assez constantes pour permettre d'édifier une autre classification.

Actuellement, on admet plutôt deux formes principales :

1º Forme rapide ;

2º Forme progressive.

1º *Forme rapide.* — Dans ce premier groupe, se rangent les surdités brusques, se déclarant à l'improviste, généralement pendant la nuit. Le sujet se réveille sourd d'une oreille, parfois des deux ; il éprouve à peu près constamment des bourdonnements, variables comme intensité et comme timbre et qui, le plus souvent, persistent durant des années. Dans quelques cas se manifestent des troubles de l'équilibration, généralement peu marqués et qui cessent bientôt. Enfin, on a noté, mais rarement, des nausées et des vomissements disparaissant très rapidement.

Dans la forme progressive, c'est généralement par l'altération de l'audition que débute la maladie ; puis surviennent les bourdonnements, accompagnés ou non de vertiges. Parfois l'ordre précédent est inversé ; les bruits subjectifs se manifestent les premiers, puis les troubles de l'audition et les vertiges. Enfin, dans quelques rares observations, ceux-ci ouvrent la scène ; il est vrai que très souvent la diminution de la puissance auditive n'est pas remarquée par le malade, dont l'attention n'est éveillée que par des sensations inaccoutumées, telles que les bruits subjectifs et les troubles de l'équilibre.

Une fois installée, cette surdité va s'accroître peu à peu, et aboutir plus ou moins rapidement à une cophose complète. Dans quelques cas, on a noté des arrêts momentanés dans son évolution, pendant lesquels l'audition semblait rester stationnaire ; mais il est extrêmement rare de voir l'affection s'en tenir à un stade intermédiaire, et les divers troubles qui l'accompagnent disparaître définitivement.

Le fait a cependant été signalé pour une jeune fille, chez qui l'affection auriculaire rétrocéda, alors que s'aggravait une kératite interstitielle restée jusque là stationnaire. Ce phénomène a d'ailleurs son équivalent dans la pathologie du labyrinthe. C'est ainsi que dans la maladie de Ménière, une affection intercurrente grave éloigne les crises vertigineuses ou les diminue dans des proportions notables. (Moure.)

Ce sont là les deux formes typiques de la labyrinthite par syphilis héréditaire. On les rencontre le plus souvent séparément, mais elles peuvent s'associer chez un même sujet dont une oreille devient sourde brusquement, en une nuit, et dont l'autre passe graduellement par toutes les étapes intermédiaires, entre l'audition normale et la cophose à peu près complète.

Il est encore une forme mixte très fréquente où l'on rencontre à la fois les deux processus. Un enfant ou un adolescent s'aperçoit qu'il devient dur d'oreilles ; il souffre parfois de bourdonnements, de vertiges même. Ces troubles restent légers, fugaces, ou bien augmentent lentement d'intensité. Ils évoluent déjà depuis un mois, deux mois, un an parfois ; son audition est encore relativement bonne ; un matin, il se réveille sourd. Il y a là évidemment association des deux formes cliniques que nous avons signalées, dues très probablement à une association des deux causes anatomo-pathologiques qui les déterminent.

Nous n'avons pas la prétention d'avoir décrit toutes les modalités cliniques de la labyrinthite syphilitique héréditaire. Ici, plus que partout ailleurs, chaque sujet réagit à sa façon, et tel symptôme prépondérant chez un malade reste effacé chez un autre; mais nous croyons que la presque totalité des cas peut se rapporter à une des formes que nous avons indiquées ; nous pensons, en outre, que les données fournies seraient suffisantes pour permettre au praticien de poser son diagnostic et suivre en connaissance de cause la marche de cette affection.

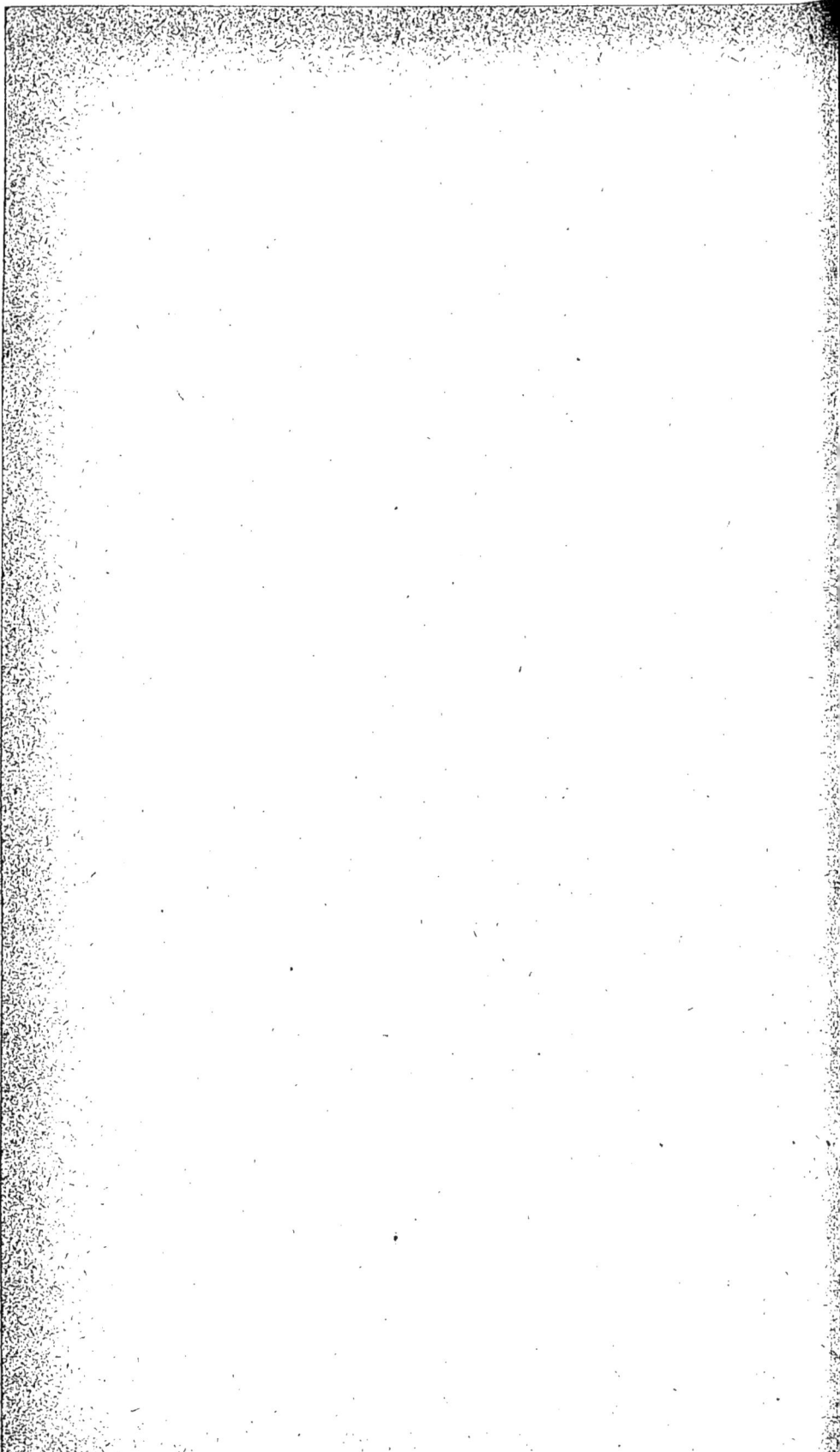

CHAPITRE V

DIAGNOSTIC

Le diagnostic sera basé sur la présence des symptômes communs aux affections labyrinthiques : surdité, bourdonnements, vertiges, survenant chez un enfant ou un adolescent, sans douleur ni réaction locale ou générale, sur la présence d'autres stigmates d'hérédo-syphilis; sur l'examen fonctionnel de l'oreille (Rinne positif, Weber latéralisé du côté sain, audition des sons aigus diminuée et surtout diminution ou abolition de la transmission crânienne). L'examen objectif montrera l'intégrité de la membrane du tympan, de la caisse et de la trompe. Les réactions électriques de l'oreille montreront si le nerf auditif est complètement dégénéré.

Pour faire le diagnostic de la labyrinthite hérédo-syphilitique, on se basera tout d'abord sur la présence de divers symptômes (surdité, bourdonnements, vertiges) que nous avons énumérés au chapitre précédent, symptômes se manifestant chez un enfant ou un adolescent et évoluant sans provoquer de réaction locale ou générale. Cette surdité (quand elle ne se présente pas sous sa forme foudroyante), d'abord légère, augmentant progressivement d'intensité pour aboutir à la cophose presque complète, possède une physionomie bien caractéristique. « C'est là ce qui est étrange, presque extraordinaire; c'est là ce qui confère à cette surdité hérédo-syphilitique une allure presque spéciale», dit M. Fournier dans ses leçons sur la syphilis héréditaire tardive.

Quant à ces symptômes auriculaires, on peut ajouter quelques-uns des signes hérédo-spécifiques que nous avons étudiés précédemment, le diagnostic s'impose de lui-même.

Le plus souvent, il s'agit d'un enfant qu'on amène à la consultation du médecin parce que son audition diminue peu à peu, parce qu'il souffre de bourdonnements, parfois aussi de vertiges. Ce malade a quelquefois encore une perception aérienne assez bien conservée et est capable de prendre part à une conversation, à la condition que son interlocuteur ne soit pas trop éloigné de lui et parle à voix haute.

On procède à l'examen fonctionnel de ses oreilles, et le premier fait qui frappe est la diminution très marquée, sinon la suppression complète de la perception crânienne. Une montre placée sur les régions frontale, fronto-pariétale, temporale et mastoïdienne est très nettement entendue à l'état normal. Chez les sujets atteints de labyrinthite hérédo-syphilitique, il n'en est pas ainsi, et, dès le début de l'affection, on constate que successivement en chacun de ces points, l'audition devient de plus incertaine et finit bientôt par disparaitre.

Pour le diapason, le même phénomème se produit, identiquement semblable. C'est un fait constant, très digne de remarque, que cette sorte de dissociation relative de l'audition aérienne et de l'audition par transmission osseuse, et de nombreux auteurs, Trœltsch, le premier, puis Hinton, Kipp, Politzer, etc., en ont signalé l'importance.

Nous avons vu, en effet, au chapitre consacré à l'anatomie pathologique que dans la majorité des cas, la membrane du tympan et la caisse étaient saines. De ce côté-là, la transmission aérienne n'a donc pas de raison d'être modifiée. Au contraire, nous avons noté à diverses reprises des proliférations de tissu osseux, des épaississements du périoste, ajoutant de nouveaux obstacles à ceux existant déjà et entravant la propagation de l'onde sonore. Rien d'étonnant à ce que l'excitation des dernières ramifications nerveuses de l'acoustique ne se produise plus, avant même qu'elles aient été atteintes de dégénérescence et d'atrophie.

Il en résulte, de plus, que l'épreuve au diapason donnera un Rinne positif du côté malade. Au début de l'affection, lorsque la perception aérienne sera presque intacte, il sera même le plus souvent positif de plus de 33 secondes (moyenne du Rinne positif normal). Plus tard, lorsque l'évolution du mal aura amené des lésions nerveuses plus importantes, il restera positif, mais l'écart entre les deux perceptions sera moins sensible. Il se produit même alors assez souvent un phénomème intéressant, que nous avons recherché et rencontré chez plusieurs malades. Le Rinne, positif quand on fait vibrer le diapason doucement, devient négatif si les vibrations sont beaucoup plus fortes. L'ébranlement produit au niveau de l'apophyse mastoïde se propage à travers la paroi osseuse et vient exciter les terminaisons de l'auditif, qui réagit fortement. Il nous est aussi arrivé, dans des cas semblables, en enlevant le diapason, de voir le malade accuser la persistance des sensations auditives pendant deux et trois secondes.

Si l'on place le diapason sur le front, à sa partie médiane, près de la naissance des cheveux (expérience de Weber), on obtient des résultats différents, suivant que l'une des oreilles est seule atteinte, ou que les deux participent aux lésions hérédo-syphilitiques. Dans le premier cas, à l'inverse de ce qui se passe pour les affections de l'appareil de transmission, le malade entendra le son produit beaucoup plus fortement du côté de l'oreille saine. Dans le second cas, ce sera du côté de l'oreille la moins affectée. Il arrive évidemment un moment où cette dernière recherche sera impossible, la transmission osseuse ne s'effectuant plus. Mais alors même, l'épreuve de Rinne restera très utile, car la perception aérienne persistant beaucoup plus longtemps nous indiquera manifestement qu'il s'agit d'une affection labyrinthique.

Epreuve du sifflet de Galton. — On sait que dans les maladies de l'appareil de transmission, la perception des sons graves disparaît la première, tandis que dans les affections labyrinthiques, ce sont d'abord les sons aigus qui cessent d'être perçus; à l'aide du sifflet de Galton, qui permet d'en graduer l'acuité à volonté, on fera la recherche de ce signe de grande valeur au point de vue du diagnostic et du pronostic. Cette disparition de l'audition des sons aigus explique que les malades atteints de labyrinthite entendent encore relativement bien la voix parlée (sons graves), alors qu'ils ne perçoivent ni le tic-tac d'une montre, ni la voix chuchotée.

Enfin, on recherchera si l'on peut déceler quelques troubles de l'équilibration (Station debout, les pieds joints et les yeux fermés — Station sur un pied les yeux fermés — Déplacements brusques imprimés à la tête en divers sens — Action de ramasser un objet, etc.).

L'examen fonctionnel de l'oreille terminé, on passera à l'examen objectif. On notera l'état du tympan, de la caisse, la perméabilité de la trompe, etc., et dans tous les cas, à moins d'affections de l'appareil de transmission associés à la labyrinthite, on notera l'intégrité absolue de ces organes. On fera l'examen minutieux de l'arrière-gorge et du rhino-pharynx; on notera la présence ou l'absence de végétations adénoïdes.

On recherchera alors les différents stigmates de la syphilis héréditaire, et le plus souvent on rencontrera des opacités de la cornée, vestiges d'une kératite interstitielle, parfois des déformations de la pupille dépendant d'iritis spécifique, des malformations dentaires sur lesquelles nous avons insisté longuement, etc., etc.

En résumé, le diagnostic se fondera d'abord sur les antécédents héréditaires du sujet (syphilis avouée ou probable des parents), sur ses antécédents personnels qui montreront que son oreille n'a jamais coulé et que l'affection en cours d'évolution ne succède pas à une maladie générale ayant pù déterminer une localisation de l'infection au niveau du labyrinthe, (fièvre typhoïde, scarlatine, oreillons); sur la présence fréquente d'autres stigmates hérédo-spécifiques et sur l'âge auquel se manifestent les symptômes, chez un enfant ou chez un adolescent, le plus souvent aux approches de la puberté. Il sera basé également sur les allures cliniques de la maladie, remarquables par leur brusquerie (forme rapide) ou, au contraire, par leur progression pas à pas, se manifestant par de la surdité et des bourdonnements, auxquels s'ajoutent fréquemment des vertiges et très rarement des vomissements, le tout sans douleur, sans réaction générale d'aucune sorte, sans diminution ni trouble de l'intelligence à n'importe quelle étape de la maladie.

On précisera le diagnostic par l'examen fonctionnel des oreilles, montrant la perception osseuse peu ou pas du tout conservée, l'audition de la montre par la voie aérienne diminuée, le sifflet de Galton moins bien entendu dans les sons aigus, signes coïncidant avec un Weber localisé du côté sain et des Rinne positifs (sauf toujours le cas d'une lésion concomitante de l'appareil de transmission). On cherchera enfin s'il existe des troubles de l'équilibration.

Par l'examen objectif, on éloignera définitivement l'hypothèse d'une lésion de l'oreille moyenne.

Enfin, on étudiera les réactions électriques de l'oreille, qui nous montreront s'il y a augmentation de l'irritabilité du nerf acoustique ou s'il est en voie de dégénérescence. Dans le premier cas, nous aurons des perceptions de bruits sous l'action d'un courant de moins de 6 milli-ampères; dans le second cas, les résultats obtenus seront nuls. De plus, par l'augmentation de résistance au vertige voltaïque, nous saurons si les lésions s'étendent au vestibule et aux canaux-semi-circulaires.

Dans ses formes les plus fréquentes, le diagnostic de la labyrinthite hérédo-syphilitique se fera aisément. On écartera l'hypothèse d'une labyrinthite infectieuse, qui s'accompagne à peu près des mêmes symptômes, mais survient pendant l'évolution ou la convalescence des oreillons, de la fièvre typhoïde, de la leucocythémie, de la scarlatine et du paludisme.

On se rappellera que certains médicaments absorbés par la voie stomacale (iodures, quinine, salicylate de soude) ou pulmonaire (plomb) déterminent parfois un certain degré de surdité s'accompagnant de bourdonnements et de vertiges; mais la cessation du médicament fera disparaître tous ces symptômes.

D'autres affections de l'oreille interne peuvent rappeler la labyrinthite hérédo-syphilitique, parmi lesquelles il faut noter tout d'abord les modifications pathologiques de la circulation qui peuvent s'y manifester : anémie, congestion, hémorragie.

L'anémie labyrinthique est caractérisée par des bourdonnements (sifflements), par un état vertigineux avec tendance à la syncope, allant même parfois jusqu'à celle-ci, mais très peu de surdité. D'ailleurs, en déterminant expérimentalement une congestion passagère (nitrite d'amyle), on résoudrait aisément la question.

La congestion labyrinthique se manifeste surtout par des bourdonnements. La surdité intermittente et des vertiges ont été aussi notés. Mais lorsqu'elle n'est pas déterminée par des lésions de voisinage (caisse du tympan), facilement décelables, elle survient chez des sujets présentant déjà de l'hypertension artérielle. Elle est peu fréquente à l'âge où se manifeste la syphilis héréditaire, les seules congestions labyrinthiques que nous rencontrons dans l'enfance ou dans l'adolescence étant dues à des causes occasionnelles (exercices violents, crises rhumatismales, troubles digestifs) et étant trop passagères pour donner lieu à une erreur de diagnostic.

Maladie de Ménière. — La labyrinthite hérédo-syphilitique se rapproche de la maladie de Ménière dans sa forme brusque, apoplectique, par l'établissement subit de la surdité et des bourdonnements; mais jamais on ne retrouve l'équivalent complet de l'ictus initial, caractéristique de l'hémorragie labyrinthique, à la suite duquel, pendant plusieurs heures et souvent plusieurs jours, plusieurs semaines même, le malade doit rester étendu sur son lit, sans pouvoir faire un mouvement sous peine de déclancher un nouvel accès de vertiges et de vomissements. Jamais non plus on ne constate une succession analogue de crises vertigineuses, survenant brusquement, avec plus ou moins de gravité et de fréquence, et dont on peut longtemps provoquer expérimentalement la représentation très atténuée.

Dans le cas d'hémorragie cochléaire, les symptômes ont des analogies plus grandes, la surdité étant alors très accentuée et les vertiges peu marqués. Cependant, même dans ce cas, l'ictus initial suffirait à faire poser le diagnostic. De plus, les caractères de chacune de ces affections, les circonstances au milieu desquelles elles se produisent sont toujours très dissemblables.

Tout d'abord, l'âge du sujet fournirait une indication précieuse, l'hémorragie labyrinthique, comme l'hémorragie cérébrale, étant une affection de l'âge adulte, survenant chez un sujet déjà artério-scléreux, à pression sanguine très élevée, la labyrinthite hérédo-syphilitique ne se produisant au-dessus de vingt-cinq ans que dans des cas extrêmement rares.

Enfin, il est des cas de surdité brusque, uni ou bi-latérale, survenant à l'occasion d'une émotion, d'un traumatisme chez des sujets déjà manifestement atteints d'hystérie. Mais ici nous n'avons le plus souvent ni bourdonnements, ni vertiges. De plus, la cophose est trop absolue pour être réelle, et elle coïncide le plus souvent avec de l'anesthésie du conduit et de la face. Quelle que soit la durée de l'affection, on n'observe jamais ces modifications du timbre de la voix qui se produisent fatalement lorsque les labyrinthes sont annihilés. Il suffit de connaître la possibilité de cette manifestation de la névrose pour éviter l'erreur qu'elle pourrait faire commettre.

CHAPITRE VI

———

PRONOSTIC

Le pronostic de cette affection est très sombre. Dans les formes à début
rapide, le traitement est le plus souvent inefficace. Dans les formes à
évolution lente, il donne fréquemment, appliqué dans le cours de la
maladie, d'heureux résultats.

Le pronostic de l'affection livrée à elle-même est très
sombre; nous ne croyons pas qu'il y ait, dans la littérature
médicale, un seul cas montrant un retour *ad integrum*
définitif succédant à une marche en avant de la maladie.
Nous en avons une preuve dans le nombre d'observations
(formant environ les deux tiers des cas publiés à ce sujet),
concernant des malades venus à la consultation du médecin
lorsque la surdité était déjà installée, complète et persistante.
Presque fatalement, c'est là le terme de la labyrinthite
hérédo-spécifique. Dans ses formes rapides, brusques, elle se
montre, d'emblée, totale dès la première heure et ne rétrocède pas. Dans les formes lentes, il lui faudra des mois, des
années parfois pour en arriver à ce point, à moins qu'une
crise aiguë ne survienne, qui abrège le temps nécessaire à
son évolution. Quand la labyrinthite évolue chez des sujets
déjà relativement âgés, elle entraîne la surdité, mais rien
que la surdité.

Au contraire, chez un enfant atteint très jeune (au-dessous
de six ans), il est démontré que la cophose complète des
deux oreilles entraîne une autre conséquence, et qu'il a

presque toutes les chances de devenir sourd-muet. Dalby signale ce fait et il ajoute : « Après la scarlatine, c'est la syphilis héréditaire qui est la cause la plus commune de la surdi-mutité chez les enfants qui sont nés avec de bonnes oreilles » ; il se fonde sur un certain nombre de cas de surdi-mutité observés chez des enfants hérédo-syphilitiques ; il cite même une observation de surdi-mutité ayant débuté chez un malade de vingt-trois ans.

En présence d'un traitement rationnel, que deviennent les symptômes observés? Si nous consultons les travaux parus sur ce sujet et si nous relevons les observations qui ont été publiées, nous nous trouvons en présence de divergences d'opinion considérables.

Hutchinson ne croit guère à l'efficacité d'un traitement, quel qu'il soit.

Hermet et Fournier disent n'avoir jamais noté le moindre résultat satisfaisant, quand la surdité était établie. Jones (*Arch. de dermatol.*, 1878) est du même avis. Cependant, Hermet et Fournier pensent que si la surdité n'est pas améliorée et si de ce côté-là les lésions ne rétrocèdent pas, on n'en obtient pas moins un mieux sensible portant sur les autres symptômes, notamment les bourdonnements et les vertiges.

Jégu est d'avis que le traitement est inefficace. Holger Mygind arrive aux mêmes conclusions quand la surdité remonte à plus d'un an.

Théobald a vu dans un cas une grande amélioration survenir et persister par l'emploi du traitement mixte (mercure et iodure). Buck, Délie, Knapp, Haau, Deschamps, Francis-R. Packard, M. Bacon citent des cas analogues. Turnbull, Eeman, Gruening ont eu des succès en associant le mercure et la pilocarpine.

Baratoux est convaincu que parfois, dans des cas récents, on peut obtenir, sinon la guérison, du moins une amélioration notable de la surdité. Il cite deux cas de surdité bilatérale (remontant à un an dans un des cas) dont il obtint la guérison.

A la clinique de M. le professeur Moure, nous avons pu suivre dans quatorze cas les malades atteints de labyrinthite syphilitique héréditaire, et nous avons constaté que l'un d'entre eux avait été amélioré au point qu'on pourrait prononcer le mot de guérison; trois autres très améliorés; chez cinq sujets, traités en cours d'évolution de la maladie, les lésions s'étant arrêtées et la perception crânienne étant revenue en partie, ils avaient dû au moins au traitement de conserver intacte une part plus ou moins grande de leur acuité auditive. Les cinq derniers malades, chez qui d'ailleurs la surdité était presque totale ou même complète avant l'application du traitement, n'ont paru en retirer aucun bénéfice.

C'est qu'en effet, en ce qui concerne les résultats obtenus (et ceci explique les divergences des auteurs, plus apparentes que réelles), il faut tout d'abord considérer la forme clinique de la maladie et ensuite le moment de son évolution où le traitement est appliqué. Dans les formes rapides, apoplectiques, où le labyrinthe tout entier est infiltré d'un exsudat séreux, où, en amont d'un caillot fibrineux un petit vaisseau distendu vient de se rompre (Baratoux), annihilant toute réaction de la part de l'oreille interne, il semble bien difficile à un traitement, quel qu'il soit, d'agir sur une lésion déjà établie. Aussi, les succès thérapeutiques seront-ils extrêmement rares. Au contraire, si la syphilis héréditaire se manifeste au niveau du labyrinthe par une hyperostose, par de la névrite, par une gomme diffuse, il est évident que le traitement aura le temps d'agir, d'arrêter la marche du mal et même de le faire rétrocéder. Or, ces lésions correspondent aux formes plus ou moins lentes de la labyrinthite hérédospécifique, formes dans lesquelles on a pu observer le plus grand nombre de cas de guérison. Cependant, ici encore, on conçoit que le traitement ne sera efficace que si les lésions d'où dérivent les symptômes n'ont pas causé la destruction ou l'atrophie des terminaisons nerveuses du nerf auditif. De là l'importance de l'examen des réactions électriques de l'oreille, qui nous montreront si l'appareil auditif, au niveau du labyrinthe, est complètement dégénéré, et par suite si le traitement est susceptible de produire une amélioration.

Comme on le voit, le pronostic de la labyrinthite spécifique héréditaire est variable suivant sa forme clinique. On peut aussi affirmer que dans le plus grand nombre de cas, il dépend avant tout de la façon plus ou moins précoce dont le diagnostic est posé, et le traitement institué.

CHAPITRE VII

TRAITEMENT

Le traitement sera général et local. Il repose sur l'emploi du mercure et de l'iodure de potassium à l'intérieur, agissant sur la diathèse spécifique, et sur celui de la pilocarpine ou de la strychnine pour agir sur le point lésé. On usera également du traitement électrique, sous forme de courants galvaniques continus et même de courants faradiques.

Le traitement de la labyrinthite hérédo-spécifique doit remplir deux conditions : agir contre l'intoxication générale de l'organisme et lutter contre les manifestations de la syphilis au niveau d'un organe déterminé, l'oreille interne. Il sera donc à la fois général et local.

1° *Traitement général*. — Le traitement général ne diffère pas de celui employé généralement contre toutes les lésions dues à la syphilis héréditaire et repose sur l'administration du mercure et l'iodure de potassium. Cependant, suivant la remarque de M. Besnier, il sera bon de n'user qu'avec réserve des préparations mercurielles, quand le traitement devra être appliqué à des enfants prédisposés à des affections nerveuses. On donnera le mercure sous forme de frictions, d'injections, de potions où on l'associera à l'iodure de potassium.

Baratoux recommande le sirop de Vidal, dont la composition est la suivante :

Sirop de quinquina... 950 grammes.
Biiodure de mercure.. 0 gr. 30 centigrammes.
Iodure de potassium .. 30 grammes.
Eau distillée........ 50 grammes.
De 1 à 4 cuillerées par jour.

A la clinique de M. le Professeur Moure, on emploie couramment la formule suivante, et nous avons pu en apprécier les bons effets.

Biiodure d'Hydrargire..	10 à 15 et même 20 centigr.
Iodure de potassium....	15 grammes.
Iodure de sodium.......	5 à 10 grammes.
Eau	300 grammes.

A prendre, suivant l'âge, une cuillerée à dessert ou une grande cuillerée, matin et soir dans un peu d'eau sucrée aromatisée au gré du malade, car la solution telle que nous venons de l'indiquer serait assez désagréable à boire pure.

Quelques auteurs préconisent l'emploi exclusif de l'iodure de potassium à fortes doses ; Buck (Treatures American Otology Society-New-Bedford. Mars 1887) cite un cas de rapide et presque complète surdité dû à la syphilis héréditaire qui fut très amélioré par l'usage de l'iodure de potassium. M. Bacon cite deux cas analogues.

Les médecins de Lyon semblent également préférer, pour combattre la syphilis héréditaire, la médication iodurée simple. Ils prescrivent l'iodure de potassium à doses élevées. M. Augagneur, dans sa thèse, insiste sur la nécessité de donner des doses massives, et attribue nombre des insuccès à ce fait que les médecins manient ce médicament avec trop de timidité.

Küs, à Strasbourg, cherchait à atteindre la saturation iodique, saturation survenant plus ou moins vite suivant les sujets, et indiquée par le coryza et par l'acné. Il commençait par 1 gramme et augmentait tous les jours de 1 gramme. Dans certains cas assez rares, il est vrai, il fut obligé d'aller jusqu'à 25 ou 30 grammes. Malheureusement, tous les estomacs sont loin de supporter ces doses élevées. Il est fréquent de voir apparaître, même avec 2 ou 3 grammes par jour, des difficultés de digérer et des diarrhées très gênantes.

2° *Traitement local.* — Le traitement local consiste dans

l'action de quelques médicaments, tels que la pilocarpine, l'ergotinine, la strychnine et dans l'application des courants électriques.

Dans les cas foudroyants, Délie conseille de faire pendant une dizaine de jours des injections sous-cutanées de strychnine, associées à la pilocarpine et aux frictions mercurielles poussées jusqu'à la salivation. Il injecte aux apophyses mastoïdes, deux et même cinq milligrammes de strychnine. La formule est la suivante :

> Sulfate de strychnine ...... 0 gr. 05 centig.
> Eau distillée stérilisée...... 5 grammes.

Une seringue de Pravaz renferme 10 milligrammes de strychnine. Sous l'influence de celle-ci, les vertiges semblent s'amender assez rapidement.

Plicque pense que l'ergotinine donnerait le même résultat, tout en étant d'un maniement moins dangereux.

La pilocarpine est indiquée par tous les auteurs comme donnant d'excellents résultats; elle amène un ptyalisme très prononcé avec urination abondante et surtout une sudation très marquée. On l'emploie parfois en pilules.

> Chlorhydrate de pilocarpine.. 0 gr. 01 centig.
> Extrait de digitale.......... 0 gr. 05 centig.
> Extrait de Strophantus...... 0 gr. 002 millig.
> Pour une pilule.

On prend une pilule le soir avant de se coucher. Le dernier repas, très léger, doit avoir lieu quatre heures avant l'absorption de la pilule. Chez l'enfant, on donnerait la moitié ou le quart de ces doses. Chez l'adulte, quand après quelques jours l'accoutumance est survenue, on peut doubler les doses.

Le plus souvent, on prescrit la pilocarpine en injections sous-cutanées.

> Nitrate de pilocarpine......:. 0.10 centigrammes.
> Eau distillée............... 5 grammes.

La seringue de Pravaz renferme deux centigrammes de pilocarpine. On commencera les injections à la dose de cinq milligrammes et on pourra atteindre deux centigrammes

Po.

et même deux centigrammes et demi, suivant la tolérance du malade, dont on surveillera attentivement le cœur. Le traitement pourra être continué plusieurs semaines.

Bien entendu, avant l'emploi de la pilocarpine, on se sera assuré de l'intégrité du filtre rénal et de la fibre cardiaque.

Enfin, on utilisera le traitement électrique, soit sous forme de courants continus, de courant galvanique rythmé (Bergonié), soit même sous la forme de courant faradique rythmé.

Duvergé a étudié sur six malades de la clinique de M. le professeur Moure, l'action du courant faradique rythmé. (Nous relatons deux de ces cas au chapitre : Observations).

Dans tous les cas, ce traitement, associé au mercure et à l'iodure à l'intérieur, a donné les meilleurs résultats. On commençait par donner le traitement antisyphylitique ; quand l'amélioration semblait stationnaire, on instituait le traitement électrique. « Que le courant agisse pour son pro-
» pre compte en réveillant l'acoustique ou ses terminaisons
» dans l'organe de Corti, ou en dissolvant les exsudats accu-
» mulés dans le labyrinthe et les spires du limaçon ; qu'il
» favorise l'action du médicament sur ces exsudats ou sur
» les divers tissus de l'oreille interne, ce qui est certain, c'est
» qu'on assiste à un progrès nouveau et rapide. Le malade
» éprouve un soulagement dès la première séance, et semble
» peu à peu sortir de cette torpeur qui est l'apanage des
» sourds. Il devient attentif ; sa physionomie reprend une
» expression qu'elle avait perdue. La perception aérienne à
» la montre fait un pas de plus ; les vertiges disparaissent
» la plupart du temps, complètement et rapidement. »

Mais ce traitement, comme ceux que nous avons cité précédemment, ne peut évidemment donner de résultats que s'il est appliqué dès le début ; aussi conclurons-nous en disant que le meilleur remède est de traiter vite et d'appliquer le traitement préventif à la moindre menace du côté de l'oreille chez un hérédo-syphilitique.

CHAPITRE VIII

___

OBSERVATIONS

Nous avons divisé ce chapitre en trois parties. Dans la première, nous avons groupé les observations de labyrinthite hérédo-spécifique à forme progressive.

Dans la seconde, sont réunies quelques observations relatives à la forme brusque, apoplectique.

Dans la troisième partie, nous avons placé les observations ayant trait à la forme mixte, soit que les malades aient présenté dans l'établissement de leur surdité, pour une oreille une invasion rapide et pour l'autre progressive, soit que, pour une oreille déterminée, cette surdité évoluant lentement au début se soit complétée brusquement.

Nous aurions pu allonger à plaisir la liste de ces observations ; mais celles que nous aurions ajoutées n'auraient fait que répéter les premières. Nous nous sommes borné à placer ici des cas qui nous paraissaient intéressants, soit par le mode de début et l'évolution de la maladie, soit par le résultat plus ou moins efficace du traitement.

1° Observations concernant des cas à forme progressive.

OBSERVATION I (Personnelle)

(Recueillie à la Clinique de M. le Professeur MOURE.)

Madeleine M..., vingt ans, domestique, vient à la clinique le 4 janvier 1907, pour surdité bilatérale ayant débuté il y a six ans et complète depuis un an et demi environ. La malade n'a connu ni son père ni sa mère, et nous ne pouvons avoir de renseignements à leur sujet. Dans son enfance, nous ne relevons aucune maladie grave. Pas de scarlatine, pas de fièvre typhoïde, pas d'oreillons.

A l'âge de dix ans, elle aurait eu des douleurs très vives dans les membres inférieurs, survenant exclusivement la nuit, avec rémission complète le matin.

A douze ans, elle accuse une affection assez durable des yeux, pour laquelle elle ne suivit pas de traitement. Il s'agissait évidemment de kératite interstitielle, car nous retrouvons des deux côtés des opacités cornéennes. Pas d'autres stigmates de syphilis héréditaire.

Les dents sont normales comme forme et comme implantation. Ses oreilles n'ont jamais coulé ; jusqu'à sa maladie actuelle, elle entendait normalement.

Il y a environ six ans, la malade avait alors quatorze ans, était réglée depuis six mois (les règles ont toujours été normales comme durée et abondance), elle fut prise de bourdonnements tenaces dans les deux oreilles, avec prédominance d'un côté qu'elle ne peut préciser. C'étaient des bruits en jet de vapeur, continus, mais avec des paroxysmes ne paraissant liés à aucune cause de congestion locale ou générale. En même temps survenaient des troubles de l'équilibre, peu intenses, mais répétés, survenant à l'occasion des mouvements, surtout dans l'obscurité, mais n'allant jamais jusqu'à entrainer la chute. Pendant cette même période, son audition devenait défectueuse, au point qu'un an et demi après le début de l'affection, elle percevait des cris poussés près de son oreille comme un bruit confus et indistinct. Elle ne suivit aucun traitement, et vers la quatrième année de la maladie, la surdité devint complète, totale. La seule sensation auditive que signale la malade, dans le courant de l'année qui vient de s'écouler est celle du son de la sirène d'un transatlantique qu'elle visitait avec sa famille. Les bourdonnements persistent encore. Ils sont de timbre variable et sont comparés par la malade à des jets de vapeur, au bruit que fait le vent passant à travers le trou d'une serrure, à des sons d'instruments de musique.

La recherche des troubles de l'équilibration ne donne pas de résultats bien nets. La marche les yeux fermés s'effectue normalement. La malade reste très bien les pieds joints et les yeux fermés. Seule la station sur un pied est impossible. L'examen du tympan et le cathétérisme de la trompe n'indiquent rien d'anormal. L'examen fonctionnel montre que la malade n'entend ni la montre, ni le diapason, ni le sifflet de Galton.

L'examen des réactions électriques de l'oreille, a été pratiqué par M. le Dr Roques. Avec un courant de moins de 6 milli-ampères, la malade accuse la production de sons musicaux (tantôt comme un son d'orgue, tantôt comme une poule qui chante, prétend-elle). L'excitation galvanique et faradique les produit. Il y a donc vraisemblablement augmentation de conductibilité au niveau du labyrinthe (hyperémie, inflammation) ou augmentation de l'irritabilité du nerf acoustique. De plus, la recherche du vertige voltaïque, le pôle + étant placé à droite, le pôle — à gauche, montre qu'il se produit constamment avec une intensité de courant de 6 milli-ampères, donc sans augmentation de résistance. En outre, il se fait vers le pôle —. Il est donc inversé et se produit vers l'oreille, qui, de l'aveu de la malade et de son entourage, a toujours été la plus malade.

En somme, de l'examen de ces réactions électriques, nous pouvons conclure à une lésion de l'oreille interne, mais n'ayant pas encore déterminé la destruction complète des terminaisons ou du tronc du nerf acoustique.

A noter que pendant l'évolution de sa maladie, la voix de notre malade s'est profondément modifiée. Elle est comme nasonnée et de plus les phrases sont dites par saccades, séparées par un temps d'arrêt très marqué.

Le pronostic, malgré les résultats obtenus par l'examen électrique, reste très sombre, étant donné l'ancienneté de la lésion.

Traitement. — Potion au biiodure de mercure et à l'iodure de potassium et de sodium à qui l'on associera plus tard le courant faradique rythmé.

19 janvier 1907. La malade dit entendre, maintenant, un vague bruit quand on parle près de son oreille, mais sans pouvoir distinguer les paroles. Elle dit entendre le roulement des voitures et des tramways. Pas de vertiges.

29 janvier 1907. L'amélioration a persisté et s'est accrue. La malade

distingue maintenant le son de la clochette de la porte de la maison quelle habite. La voix n'a pas changé.

5 février 1907. La famille et la malade s'accordent pour nous annoncer un mieux très marqué. Cette dernière nous dit entendre et comprendre quelques-unes des paroles prononcées près de son oreille droite. A gauche, elle n'entend qu'un mumure indistinct. Pour suivre une conversation, la malade a pris l'habitude d'interpréter les paroles prononcées par son interlocuteur d'après la position qu'elle voit prendre aux lèvres. Pour éviter cette cause d'erreur, nous lui faisons fermer les yeux, nous prononçons à voix haute et nettement articulée, quelques mots qu'elle nous répète immédiatement, les uns d'une façon absolument exacte, d'autres un peu déformés. En même temps, la voix a perdu en partie son caractère guttural et nasonné.

Pas de vertiges. Les bourdonnements ont notablement diminué.

L'examen de l'audition nous montre une perception osseuse toujours abolie. Le diapason n'est entendu qu'à droite et par la voie aérienne. Le sifflet de Galton n'est pas entendu.

Malgré nos pressantes recommandations, la malade n'est pas revenue à la clinique.

Réflexion. — Nous avons là un cas typique de labyrinthite hérédo-syphilitique à forme lente, avec lésions oculaires concomitantes, sur qui, malgré la date déjà ancienne de la surdité, le traitement spécifique mixte semblait agir de façon très efficace. Nous regrettons vivement de n'avoir pu associer au mercure et à l'iodure de potassium l'action du courant faradique rythmé qui semble dans des cas analogues avoir donné de très bons résultats, notamment dans l'observation qui suit.

OBSERVATION II (Personnelle).

(Recueillie à la clinique de M. le Professeur MOURE).

André L..., pâtissier, vingt-quatre ans, se présente à la clinique de M. le Professeur Moure, le 4 octobre 1907, se plaignant d'une surdité presque complète des deux côtés, de bourdonnements et de vertiges.

Antécédents héréditaires. Rien à signaler.

Antécédents collatéraux. Une cousine germaine est sourde-muette.

Antécédents personnels. Fils unique, est né à terme, bien constitué. Pas d'éruption sur la peau dans les premiers mois après la naissance; a marché à 20 mois. De 1 an à 2 ans aurait eu de nombreuses convulsions. L'enfance a été robuste; nous avons à signaler seulement une rougeole à 8 ans. Pas d'oreillons, de scarlatine ni de fièvre typhoïde. A l'âge de 10 ans, a été opéré de végétations adénoïdes.

Il y a quatre ans, a eu des bourdonnements pour lesquels il a suivi un traitement par l'électricité; au bout de 20 séances, ces bourdonnements avaient complètement disparu.

Il y a un an environ, en novembre 1906, les bourdonnements reparurent, s'accompagnant de maux de tête et de quelques sensations vertigineuses, survenant surtout la nuit. En outre, le malade signale quelques crises véritables de vertiges, pendant lesquelles il devait s'asseoir, de peur de perdre son équilibre et qui furent suivies à plusieurs reprises de nausées et de vomissements.

En même temps, l'audition devenait progressivement moins bonne, et vers le mois de mars 1907, du côté gauche, le malade entendait à peine les mots prononcés tout près de lui. A droite, l'état s'aggravait aussi, mais beaucoup plus lentement. Depuis cette époque, la surdité a encore été en augmentant.

A l'heure actuelle, le malade se plaint de bourdonnements constants, de timbres variables (surtout en jets de vapeur et bruits musicaux), de vertiges survenant tous les cinq ou six jours, mais peu intenses, au cours desquels les vomissements ne se produisent plus, d'une surdité presque totale de l'oreille gauche, moins accentuée du côté droit.

L'examen de l'audition donne les résultats suivants :

Perception crânienne droite   0.0.0.0.5.

gauche 0.0.0.0.0.

La montre placée successivement sur les régions frontale, frontopariétale, temporale et mastoïdienne n'est entendue qu'en ce dernier point et du côté droit seulement.

Par la voie aérienne, la montre est entendue à droite à $0^m 01$ centimètre du tragus. A gauche au contact.

Les épreuves de Rinne sont positives pour les 2 oreilles : à droite de 20 secondes, à gauche de 35 secondes. Le Weber est entendu également des deux côtés.

On ne peut provoquer de troubles de l'équilibre.

La voix est caractéristique, gutturale. Les personnes qui accompagnent le malade disent qu'elle s'est transformée depuis huit mois.

A l'examen au spéculum, on trouve les tympans un peu rétractés.

La cathétérisme montre que la trompe est perméable.

Examen des autres appareils. — Le sujet est de taille moyenne, bien conformé, sans déformation du crâne ou des membres. Pas de traces de cicatrices aux lieux d'élection. Pas de dents d'Hutchinson ni de microdontisme. Pas d'opacités à la cornée.

L'examen électrique des oreilles montre une excitabilité du nerf acoustique plus grande qu'à l'état normal. Le vertige voltaïque se produit vers le pôle positif, sans augmentation de l'intensité du courant. Le nerf n'est donc nullement dégénéré.

Malgré l'absence d'autres stigmates hérédo-syphilitiques, on conclut à une labyrinthite due à la syphilis héréditaire.

Le pronostic demeure réservé, mais relativement assez favorable, puisque les réactions électriques nous montrent l'intégrité de terminaisons nerveuses.

Traitement. — Traitement spécifique mixte : Biiodure de mercure en potion avec iodure de potassium et de sodium, suivant la formule que nous indiquons au chapitre concernant le traitement. Application du courant faradique rythmé.

29 octobre 1907. Le malade dit entendre mieux la voix, surtout à droite. Il peut prendre part à la conversation à la condition qu'on articule les mots d'une voix forte.

13 novembre 1907. L'amélioration déjà constatée a persisté et s'est accrue. Le malade cause avec son entourage, suit très bien la conversation, s'il s'applique à écouter attentivement.

Sa voix ne présente presque plus ce timbre guttural qui la rendait auparavant désagréable. Les bourdonnements ont diminué d'intensité· Plus de vertiges.

L'examen fonctionnel de l'oreille donne les résultats suivants :

Perception crânienne droite   0.0.0.4.5. au lieu de 0.0.0.0.5.

0.0.0.0.5. au lieu de 0.0.0.0.0.

La perception par la voie aérienne à la montre s'effectue :

du côté droit à 0^m 03 centimètres ;

gauche au contact.

Les Rinne sont positifs : A droite $+$ 14 secondes, au lieu de 20 ;

A gauche $+$ 25 secondes   35.

Le Weber est localisé à droite.

Le sifflet de Galton est entendu :

A droite, à la division 3, au lieu de 4 ;

A gauche,   8   12.

26 novembre. Le malade entend maintenant même la voix chuchotée. La voix a complètement perdu son timbre guttural. Plus de bourdonnements.

Examen fonctionnel de l'oreille :

Perception crânienne D. 0.0.3.4.5. Rinne positif à D. de 13 secondes.

G. 0.0.0.4.5.   G.   25 secondes.

Weber localisé à droite. Le Galton est entendu à D à la division 3.

G   9.

OBSERVATION III (Personnelle)

(Recueillie à la clinique de M. le Professeur MOURE,
à l'hôpital Saint-André.)

Grégoire D..., trente-trois ans, journalier, vient à la consultation de M. le Professeur Moure, pour surdité des deux oreilles remontant à l'année 1886.

Le malade n'a connu ni son père ni sa mère; dans son enfance, il se rappelle surtout avoir souffert de fréquents maux de gorge. A l'âge de huit ans, il présenta de la kératite interstitielle aux deux yeux pour laquelle on lui ordonna plusieurs collyres, mais pas de traitement interne.

En février 1886, à l'âge de onze ans, apparition de bourdonnements qui, d'après le malade, « duraient sans trêve et étaient atroces ». En même temps, céphalée presque continuelle, à exacerbations nocturnes. Quelques troubles de l'équilibre, mais fugaces et très peu marqués. En avril 1886, le malade remarque qu'il devient dur d'oreilles des deux côtés. Des injections d'eau tiède sont pratiquées pendant quelque temps, sans aucun résultat. Cette surdité s'accentue peu à peu et, au début de l'année 1887, devient totale et définitive.

Depuis cette époque, en effet, au point de vue audition, aucun changement dans son état n'est à noter. Les bourdonnements ont persisté, sont continus et le malade les compare « au bruit de la mer ». Parfois, il lui semble entendre comme des coups de sifflet ou des détonations lointaines. Les vertiges ont totalement disparu.

A noter que ses oreilles n'ont jamais coulé.

Examen direct. — On se trouve en présence d'un homme de petite taille, à système musculaire peu développé. Pas de déformation nasale ou crânienne. Pas de déformations osseuses des membres ou du tronc. Pas de cicatrices de la peau et des muqueuses.

L'examen de l'œil montre des opacités cornéennes gênant un peu la vision, représentant les restes d'une kératite interstitielle.

Les dents sont en très mauvais état, les molaires des deux côtés sont presque toutes atteintes de carie ; la canine supérieure droite est implantée très en avant et au-dessus de l'incisive latérale. Les deux incisives inférieures moyennes sont dentelées.

A l'examen fonctionnel de l'oreille, ni la montre, ni le diapason, ni le sifflet de Galton ne sont entendus. Cependant, si l'on appuie le diapason vibrant très fortement sur l'apophyse mastoïde, des deux côtés au bout d'une dizaine de secondes le malade dit entendre comme un léger bruit.

L'examen objectif montre le tympan un peu rétracté. Pas de traces de perforation.

La trompe d'Eustache est libre.

On peut encore provoquer quelques troubles de l'équilibre, mais diffus, sans caractères bien spéciaux.

La station sur un pied est impossible, surtout les yeux fermés, mais le malade ne se sent pas entraîné d'un côté plutôt que de l'autre. Il tombe indifféremment dans toutes les directions.

Le diagnostic de labyrinthite hérédo-syphilitique s'impose. Le traitement comporte l'administration de mercure et d'iodure de potassium, mais étant donné l'ancienneté des lésions, il semble bien que la surdité doive rester définitive.

OBSERVATION IV (Inédite, résumée.)

(Recueillie à la clinique de M. le Professeur MOURE.)

Catherine T..., âgée de dix-neuf ans, cultivatrice, vient à la consultation le 2 septembre 1899, pour surdité des deux oreilles. Les antécédents héréditaires ne donnent pas de renseignement bien net. Dans les premiers mois après sa naissance, a souffert d'un coryza purulent très tenace, qui disparut sans traitement. A l'âge de treize ans, bronchopneumonie, à la suite de laquelle ses parents s'aperçurent qu'elle devenait sourde. En même temps apparaissaient des bourdonnements très tenaces et quelques vertiges peu intenses et peu fréquents. Ceux-ci disparurent bientôt alors que les bourdonnements persistaient et la surdité augmentait.

Actuellement, la perception crânienne à la montre est totalement abolie. Par voie aérienne, la montre est entendue au contact des deux côtés. Les Rinne sont positifs. Les tympans sont normaux. La trompe est libre.

Pas de trace de kératite ancienne. Pas de stigmate de syphilis héréditaire. Le diagnostic de labyrinthite par syphilis héréditaire ayant été posé, on prescrit une potion au biiodure de mercure et à l'iodure de potassium.

Le 29 Septembre, puis le 4 octobre suivant, la mère nous fait savoir qu'une réelle amélioration a été constatée; les bourdonnements ont diminué et la malade entend mieux. Depuis cette date nous n'avons aucune nouvelle à son sujet.

OBSERVATION V (Inédite, résumée)

(Recueillie à la clinique de M. le Professeur MOURE)

Angélique G..., âgée de 19 ans, sans profession, est amenée à la consultation de M. le Professeur Moure, le 28 décembre 1900, pour surdité des deux oreilles complète depuis un an.

La malade étant dans un orphelinat, aucun renseignement sur son hérédité n'a pu être recueilli.

A l'âge de huit ans, nous apprenons qu'elle a eu une affection des yeux qui l'a rendue aveugle pendant plusieurs mois, Il s'agissait probablement de kératite interstitielle avec iritis, car, du côté droit, nous trouvons quelques opacités cornéennes et la pupille est un peu déformée. A gauche, la cornée semble trouble à sa partie supérieure.

La fillette est devenue sourde progressivement, en un mois environ, avec des bourdonnements et quelques phénomènes vertigineux peu marqués. Depuis cette époque la surdité est totale. Les perceptions craniennes à la montre et au diapason sont abolies. On essaie sans résultat de provoquer des troubles de l'équilibre.

A l'examen objectif, tympans un peu rétractés. Pas de perforations. D'ailleurs, les oreilles de la malade n'ont jamais coulé.

Pas de signes de syphilis héréditaire autres que la kératite interstitielle. Les dents sont normales comme forme et comme implantation. Diagnostic : Labyrinthite due à la syphilis héréditaire ; on ordonne une solution iodo-bromurée, mais sans grand espoir d'amélioration. La malade n'a pas été revue.

OBSERVATION VI (Résumée)

Rapportée par M. DESCHAMPS à la société de Médecine de l'Isère
(*Dauphiné médical*, octobre 1893)

Il s'agit d'une fillette de 10 ans, bien conformée, d'apparence absolument normale, mais qui a présenté différents signes d'hérédo-syphilis, dont de la kératite et les érosions dentaires ou encoches d'Hutchinson.

Il y a dix-huit mois environ, est survenue rapidement, en huit jours, une surdité presque complète de l'oreille droite. Il n'y a eu au début, ni vertiges, ni bourdonnements. L'examen du tympan et de la caisse les a montrés absolument sains. Le Rinne était positif.

Un mois après, l'oreille gauche s'est prise à son tour rapidement, en suivant les mêmes phases que la droite, mais avec quelques sensations vertigineuses.

A ce moment, la fillette a été pendant quelque temps à peu près absolument sourde, sans que cependant la voix haute criée ait jamais cessé d'être entendue.

C'est un exemple typique de la triade d'Hutchinson. Depuis deux mois, le traitement mixte ayant été appliqué, le mal est en voie d'amélioration.

L'oreille la première prise est aussi celle qui est en meilleure voie et dont l'audition est revenue la meilleure. La voix haute est facilement entendue à plusieurs mètres.

OBSERVATION VII

(De LÉPINE. *Lyon Médical*, 1883.)

Syphilis héréditaire et tardive probable

Le 20 juin de cette année est entré dans mon service un jeune homme de 18 ans, complètement sourd et amaurotique. Sa mère, qui l'accompagnait, racontait qu'il s'était bien porté jusqu'en 1882. A ce moment, il s'est plaint d'une céphalalgie violente qui lui arrachait des cris de douleurs, et de raideur dans la région de la nuque. Trois fois il avait été pris à deux ou trois jours d'intervalle, de vomissements et de convulsions. Cette période d'excitation aurait duré quinze jours. Pendant le cours des mois suivants, il fut calme, mangeant avec grand appétit, mais ne pouvant travailler et se plaignant sans cesse d'une céphalalgie opiniâtre. Puis au mois de mars, il commença à entendre moins distinctement. Jamais il n'accusa la moindre douleur du côté de l'appareil auditif. En moins d'un mois, l'ouïe se perdit à peu près complètement ; en avril, la vue s'affaiblit à son tour, et un peu plus tard les forces diminuèrent. Pendant son séjour, on constata un amaigrissement général, bien que l'appétit se soit conservé; un certain degré de faiblesse générale sans paralysie du mouvement et sans contracture; le malade est souvent somnolent et abattu; mais habituellement il pousse des gémissements pendant l'inspiration et porte ses mains à la tête. Quand on cherche à l'examiner, il entre le plus souvent dans une sorte de fureur et dit des injures ; son intelligence est affaiblie. Nulle part la sensibilité n'est diminuée et elle paraît même partout exaltée d'une manière uniforme. L'ouïe et la vue paraissent à peu près complètement abolies. Les pupilles sont dilatées, les globes oculaires se meuvent en tous sens ; le plus souvent les yeux sont demi-clos et la figure grimaçante, on ne peut réussir à faire tirer la langue au malade.

L'abdomen est rétracté en bateau ; le pouls est accéléré, mais la peau n'est pas chaude ; jamais d'œdème ; urine très abondante, plutôt pâle, non albumineuse.

A la fin de juillet, on a noté que la faiblesse avait fait des progrès ; il y avait de l'hyperesthésie générale et de l'exaltation des réflexes.

La mort est arrivée pendant les vacances. Grâce à l'extrême obligeance de mon collègue M. Bard, qui me remplaçait alors, j'ai pu assister à l'autopsie ; voici ce qu'elle nous a permis de constater :

Cadavre très amaigri. Organes petits, mais sains, sauf la base de l'un des poumons qui présente un petit foyer de gangrène et l'encéphale : la face convexe du cerveau ne présente rien de particulier ; mais à la base on trouve que le chiasma, la fosse pituitaire, les pédoncules, la protubérance et le bulbe, sont englobés dans une masse gélatiniforme en général molle, mais dure par places, et présentant de petits noyaux caséeux ; au niveau du bulbe, cette masse incisée offre une épaisseur d'un demi-centimètre. L'arachnoïde et la pie mère font partie de cette masse qui, dans la plus grande partie de son étendue, n'est pas tellement soudée à la substance nerveuse sous-jacente, qu'on ne saisisse parfaitement la limite de l'une et de l'autre. Toutefois, à certains endroits, et notamment tout à fait en avant du bulbe, le néoplasme se confond en quelque sorte avec la substance nerveuse qui présente à ce niveau une coloration jaune serin. Les origines de tous les nerfs crâniens (sauf la première paire), sont toutes englobées dans le néoplasme, mais elles ne paraissent pas fort comprimées, car les nerfs paraissent présenter, à peu de choses près, leur volume normal.

Sous l'épendyme des ventricules latéraux, il y a des taches saillantes, gélatiniformes, dures.

L'examen histologique de cette masse morbide n'a pas encore été fait ; mais il n'est pas douteux qu'il s'agit d'un syphilome. L'aspect est exactement le même que celui qu'offrait un néoplasme syphilitique que j'ai eu autrefois l'occasion d'observer, alors que j'étais chef de clinique de M. le professeur Sée, à la Charité, de Paris, et dont l'examen histologique fait par M. Coyne, se trouve dans les leçons de M. le professeur Cornil, sur la syphilis. Vu l'absence de renseignements, on peut discuter sur la date de la syphilis chez ce jeune homme. Sans entrer dans une discussion à ce sujet, je crois pouvoir dire qu'il s'agit probablement d'une syphilis héréditaire tardive.

Au point de vue qui m'occupe spécialement ici, j'insiste sur ce fait que l'examen des nerfs crâniens n'a pas montré que le nerf optique et l'acoustique fussent plus comprimés que les autres. J'ai spécialement examiné comparativement le facial et l'acoustique ; les conditions anatomiques dans lesquelles ils se trouvaient, m'ont paru identiques ; or, il existait, comme on a vu, une surdité à peu près complète, et il n'y avait pas trace de paralysie faciale ; il n'y avait pas davantage paralysie des muscles de l'œil. Comment donc la perte des fonctions des nerfs optique et auditif, pouvait-elle exister avec l'intégrité des fonctions des autres nerfs crâniens.

Quant à la perte de la vue, la difficulté n'est pas très grande ; il suffit d'admettre chez mon malade l'existence d'une névrite optique. Bien que la constatation, vu l'indocilité du malade, n'ait pu être faite pendant la vie, et que les globes oculaires n'aient pu être examinés après la mort ; je pense que personne ne contestera sérieusement cette hypothèse, car les conditions de production de la névrite ne faisaient pas ici défaut.

Pour expliquer la perte de l'ouïe, n'est-il pas légitime de faire une supposition analogue ? Ne peut-on pas admettre que les terminaisons nerveuses du nerf auditif se trouvaient dans des conditions analogues à celles de la rétine ? Cette hypothèse me paraît mériter d'être prise en sérieuse considération, non seulement pour le cas actuel, mais pour un certain nombre de cas de troubles de l'ouïe et de surdité survenant dans le cours du développement d'une tumeur cérébrale. Sans être aussi communs que l'amblyopie, les troubles auditifs sont alors loin d'être rares, même si la tumeur siège dans les parties de l'encéphale éloignées du centre de l'audition et ne comprime pas directement le nerf auditif. Par cette raison, l'explication que je propose de leur présence, me semble légitime au point de vue du diagnostic, l'existence de troubles de l'ouïe dans le cas de tumeur cérébrale, ne semble donc pas conduire nécessairement à une localisation, soit sur le trajet des nerfs auditifs, soit dans les lobes sphénoïdaux; pas plus que l'amblyopie et l'amaurose, n'indiquent une lésion des nerfs et bandelettes optiques ou des lobes occipitaux. Dans le cas actuel, on n'avait pas diagnostiqué une lésion de ce genre, et l'événement a prouvé que c'était avec raison.

OBSERVATION VIII (Résumée).

De Urban PRITCHARD et Arthur CHEATLE, (*in Arch. of Otology*, 1898)

A. G..., âgé de 11 ans, examiné pour la première fois le 14 décembre 1896. Au mois d'août précédent, était apparue une surdité très marquée des deux oreilles, coïncidant avec des crises de céphalée et de vertige survenant surtout le matin, à son lever; après ces crises, il fut pris, mais rarement, de vomissements. Sa mère avait souvent remarqué qu'en marchant il s'en allait parfois en chancelant vers la gauche. Il se plaignait de bourdonnements, « comme une machine à vapeur » dans l'oreille droite.

Sa mère n'avait jamais fait de fausses couches. Le malade était le second de quatre enfants, les trois autres étant très bien portants. Pas de signes de maladie dans son enfance. Il avait les apparences d'une excellente santé, et décrivait avec beaucoup d'exactitude les symptômes qu'il avait observés. Il n'avait jamais eu mal aux yeux, et n'était porteur d'aucun signe de syphilis héréditaire.

A l'examen direct, on trouvait le nez et le naso-pharynx normaux. Les tympans étaient un peu déprimés.

Une montre ne pouvait être entendue du côté droit et à gauche seulement au contact.

L'épreuve du diapason montrait qu'il s'agissait d'une maladie labyrinthique.

Les vertiges pouvaient être provoqués en faisant tourner brusquement sa tête vers la gauche.

Comme traitement, on lui fit appliquer une mouche de Milan alternativement derrière chaque oreille et on lui donna de l'iodure de potassium.

Le 11 février, les vertiges ont disparu mais la surdité est devenue très grande ; il devient nécessaire de crier pour se faire entendre du malade.

En mai, apparition de kératite interstitielle, montrant quelle était la nature de l'affection.

En avril 1898, on revoit le malade qui revient de la campagne et on trouve une notable amélioration. La conversation à voix basse est entendue à deux pieds du côté gauche, et la montre à deux pouces.

A droite, les cris poussés près de l'oreille sont entendus, la montre ne l'est pas.

2o Observations concernant des cas à invasion rapide de la surdité.

OBSERVATION IX

Recueillie à la Clinique de M. le Professeur MOURE, publiée par
M. le Dr DUVERGÉ.
(*Revue hebdomadaire de laryngologie, otologie, rhinologie,*
février 1907.)

M. G. H..., vingt-et-un ans, tonnelier, se présente à la clinique du professeur Moure, le 25 janvier 1906, se plaignant de surdité, de bourdonnements et surtout d'un état vertigineux presque constant. C'est il y a deux ans environ, le 13 mai 1904, le matin au réveil, qu'il fut atteint de ces symptômes qui n'ont pas cessé depuis, avec cependant une intensité variable, particulièrement en ce qui concerne la surdité.

Le malade n'eut pas de vomissements lors de son premier vertige, qui dura à peine cinq ou six secondes, mais dut s'asseoir pour ne pas tomber. Il se rappelle pourtant qu'un an après cette première atteinte, il fut pris un jour après déjeuner d'un vomissement spontané en dehors de toute autre affection concomitante. Le caractère des bruits subjectifs ressentis depuis cette époque est si spécial, que le malade précise lui-même : « Ce ne sont pas, dit-il, des bourdonnements, mais comme une sorte de bruit de jet de vapeur ou de sifflement aigu, qui va en baissant. »

En ce qui concerne la surdité, elle a subi, durant ces deux années des alternatives fréquentes de degré, mais depuis deux mois, le malade se dit complètement sourd.

Les vertiges, enfin, sont tellement persistants, qu'il considère comme imprudent de sortir seul dans la rue, et qu'à l'approche de la nuit, il lui devient impossible de faire un pas sans perdre l'équilibre.

Rien à noter dans les antécédents du malade.

Examen objectif. — Oreille droite opérée huit ans auparavant, d'une otorrhée chronique, pour laquelle M. Moure pratiqua un évidement. A noter qu'à cette époque, le malade n'avait jamais ressenti ni bruits subjectifs, ni vertiges, lesquels n'apparurent que quatre ans après l'opération, le malade étant depuis longtemps guéri.

Oreille droite : Tympan normal.

Examen fonctionnel. — Perception crânienne : OD = 0. OG = 0.0.3.4.6 (faible).

Perception aérienne à la montre : OD = 0   OG = contact.

Rinne : OD = OG + faible.

Weber latéralisé à gauche.

Le sifflet de Galton n'est entendu dans aucune partie de son échelle.

Avec des diapasons élevés, placés en vibration forte sur la mastoïde (ré⁴), le malade accuse des perceptions de sons graves, ce qui semblerait indiquer que le nerf cochléaire est surtout atteint vers les premiers tours de spire de la base du limaçon.

Examen de l'équilibre. — Dans la station les yeux fermés : titubation légère. Station sur un pied impossible, même les yeux ouverts. Marche les yeux fermés : titubation, avec tendance caractéristique de chute sur la gauche et en avant. La rotation provoquée de la tête, dans le sens horizontal, détermine un vertige manifeste.

L'examen électrique de l'acoustique, pratiqué à la clinique de M. le Professeur Bergonié par le docteur Roques, donne les résultats suivants : réaction ambiguë, mais cependant vertige labyrinthique à peine marqué et sensation subjective de bourdonnement.

On porte le diagnostic de labyrinthite syphilitique et on le soumet au traitement biioduré, qu'il suit régulièrement jusqu'au 6 février, époque à laquelle nous le revoyons.

6 février. Il dit qu'il entend mieux, mais se plaint toujours de vertiges, surtout à l'entrée de la nuit.

Il raconte que le jour où l'on pratiqua l'examen électrique de ses oreilles, il se trouva durant toute la journée très amélioré dans son équilibre, et put marcher sans titubation; mais le lendemain, cette amélioration avait disparu.

L'audition s'est modifiée de la façon suivante :

Perception osseuse : revenue dans la moitié gauche du crâne.

Montre entendue par voie aérienne à quatre centimètres du pavillon.

Rinne toujours positif faible à gauche.

Weber reste latéralisé à gauche.

Le Galton, qui n'était pas perçu, reste maintenant entendu vers la division 10; mais comme pour les diapasons élevés, le malade perçoit un son grave, ne correspondant pas à la hauteur de son produit par le sifflet.

En somme, le malade a recouvré en partie sa perception crânienne, a gagné quatre centimètres à la montre, mais a toujours des vertiges et des bruits subjectifs.

Nous le soumettons alors au traitement électrique : une séance de dix minutes de faradique rythmé tous les trois jours.

10 février. Première séance, dix minutes; une électrode de Roumaïllac dans chaque oreille.

13 février. Les vertiges ont sensiblement diminué de fréquence, mais l'oreille droite, autrefois évidée, et probablement infectée par l'introduction d'une électrode non aseptique, suppure un peu. Nous plaçons alors une large électrode sur la colonne cervicale, et l'autre à l'oreille gauche pour les séances suivantes. Les bruits subjectifs sont moins obsédants (deuxième séance de dix minutes).

16 février. L'audition de la voix parlée est meilleure. La diminution des vertiges et des bruits subjectifs est toujours constante.

La perception aérienne à la montre a augmenté de deux centimètres (troisième séance).

19 février. Le malade a pu reprendre son travail, les vertiges sont très espacés et très peu marqués (quatrième séance).

22 février. Le malade se trouve bien, entend convenablement la voix parlée, n'a plus de vertiges, mais encore parfois quelques sifflements. Nous lui conseillons de continuer le traitement, mais se sentant très amélioré, il ne reparaît plus à la clinique.

Observation X

(De Isodore Dreyfus. Thèse de Paris, 1897.)

Mlle C..., âgée de vingt ans, modiste, se présente à la clinique le 20 février 1894.

Antécédents héréditaires. — Père syphilitique, la mère a eu trois grossesses dont deux fausses couches.

Antécédents personnels. — Née à terme, sujette aux maux de gorge depuis quelques années; la malade se plaint de bourdonnements des deux oreilles depuis un mois et de bruits de vapeur continuels; elle n'entend plus des deux oreilles depuis un mois également. Cette surdité est survenue rapidement en une nuit; la malade s'est couchée à neuf heures du soir entendant très bien et s'est réveillée complètement sourde. Elle n'a jamais eu d'écoulements d'oreille.

Actuellement elle présente une perforation de la cloison du nez, une kératite de l'œil gauche et des dents mal conformées et plantées irrégulièrement. Elle a encore des bourdonnements et des bruits de vapeur, mais pas de vertiges.

Les tympans sont très légèrement déprimés, les trompes libres.

La montre est entendue au contact à droite; à gauche $= 0$.

A droite, la montre, placée devant le tragus, est entendue; dans le reste du crâne et à gauche, la perception est nulle. Diapason vertex $= 0$.

Le diapason do^3 placé devant le nez est entendu à droite. Rinne positif à droite. Le C (256 vibrations) placé sur l'apophyse mastoïde est entendu pendant cinq secondes. Par l'air $= 0$.

Rhine positif à gauche. Le C est entendu pendant quatre secondes. Quant au C$^3 = 0$.

Le traitement n'est pas appliqué de suite, la malade n'étant pas revenue de suite à la clinique; il n'est commencé que le 23 avril 1894.

Injections de pilocarpine tous les deux jours avec la solution suivante :

Nitrate de pilocarpine......................	0 gr. 20
Eau distillée............................	5 gr.

(3 gouttes par injection)

Le 26 avril, c'est-à-dire trois jours après la première injection, la malade dit entendre un peu mieux de l'oreille droite.

Etat de l'audition, le 2 octobre = la montre est entendue par l'air à $0^m 20$ à droite, à gauche, au contact,

Perception crânienne : Montre placée sur le pourtour de l'oreille est entendue à droite. A gauche = 0.

Le diapason placé devant le nez est entendu à gauche mieux qu'avant.

Rinne positif à droite : Le C est entendu pendant onze secondes ; le C^3 pendant huit secondes.

A gauche, le C est entendu pendant treize secondes ; le C^3 pendant dix secondes.

OBSERVATION XI

(De Urban PRITCHARD et Arthur CHEATLE, *in Arch. of Otology*, 1898)

M. M..., âgé de quinze ans, nous est amené le 16 septembre 1896, pour surdité de l'oreille droite. Six semaines auparavant, il avait soudainement été pris de vertiges et de vomissements qui persistèrent les premiers durant une semaine, les seconds pendant deux jours. Le troisième jour, on remarqua une surdité de l'oreille droite, surdité qui est demeurée absolue depuis lors.

Le père avait très probablement eu la syphilis. Le malade était le plus vieux de trois enfants. Peu de temps auparavant, il avait souffert des yeux, mais un éminent oculiste avait écarté l'idée de lésions spécifiques.

Depuis quatre ou cinq ans, s'étaient manifestées des adénopathies multiples, surtout au niveau du cou, pour lesquelles il avait suivi différents traitements, mais sans grands bénéfices.

Une montre était normalement entendue du côté gauche, à droite, pas du tout.

L'épreuve du diapason montrait qu'on avait affaire à une maladie de l'oreille interne du côté malade.

On lui fit appliquer une mouche de Milan derrière l'oreille, et on lui donna une potion avec de l'arsenic et de l'iodure de potassium.

Il fut revu à plusieurs reprises pendant les trois mois suivants et on ne constata aucune amélioration réelle.

Le 13 juin 1897, on trouva du gonflement et une ulcération de l'amygdale gauche et du pilier postérieur. On le soumet au traitement spécifique, on cautérise au nitrate d'argent et on prescrit un gargarisme. Sous l'influence de ce traitement, tout rentre dans l'ordre et l'engorgement ganglionnaire diminue considérablement.

Observation XII

Rapportée par Baratoux (*Revue de Laryng. Otol. Rhin*, 1886).

Jeanne C..., dix-huit ans. Père syphilitique. Mère bien portante. quatre enfants : l'aîné âgé de vingt-huit ans, bien portant ; le deuxième mort à trois mois et demi à la suite de taches de rougeur sur le corps et de boutons sur la figure ; le troisième mort à deux mois à la suite d'accidents analogues, le quatrième qui est le malade.

A l'âge de deux mois, cette jeune fille avait eu des taches rouges avec plaie sur le corps ; cette affection aurait duré trois mois. Dents venues tardivement, au quatorzième mois.

Les incisives supérieures ont les caractères de la dent d'Hutchinson. Il y a trois ans, iritis et kératite parenchymateuse, d'après le diagnostic de l'oculiste qui l'a soignée ; il y a un an, surdité subite à droite, et quinze jours après, surdité brusque à gauche.

La malade n'entend ni la montre ni la voix. Elle lit sur les lèvres. Perception crânienne nulle.

Le tympan droit est normal ; à gauche, légèrement déprimé. Traitement : injections sous-cutanées de bichlorure ou frictions mercurielles et iodure de potassium, alternativement. Injections de pilocarpine pendant six semaines. Electricité (courants continus).

Au bout d'un mois, la mère nous dit que sa fille entend la voix quand on lui parle le dos tourné, mais ne distingue pas les paroles.

Elle continue son traitement pendant plus de cinq mois. La mère nous écrivait un an et demi après le début du traitement qu'elle était mariée et qu'elle entendait actuellement la parole suffisamment pour suivre une conversation avec une personne placée auprès d'elle.

3° Observations concernant des cas à forme mixte

OBSERVATION XIII

(Rapportée par Robert BARCLAY. *Médical News Philadelphia*)

La malade est âgée de douze ans, blonde, présentant l'apparence d'une parfaite santé. Son frère jumeau mourut deux ou trois semaines après sa naissance d'une « fièvre dans le cerveau ». Elle a eu toutes les maladies de l'enfance. A l'âge de 8 ans, elle a souffert des yeux, mais nous ne sommes pas fixé sur la nature de cette affection, dont il ne reste pas trace.

Il y a un an, elle fut soignée pour une légère surdité, et, durant une partie de l'été dernier, elle fut très dure d'oreille. Il y a deux semaines, cette surdité devint brusquement totale, si complète que les cris poussés près de son oreille sont seulement entendus du côté gauche, et comme des bruits inintelligibles. La malade entend sa voix lorsqu'elle parle.

On trouve la membrane du tympan un peu rétractée plus opaque qu'à l'état normal. Le massage du tympan et la douche d'air dans la caisse n'ont aucun effet sur l'audition.

Les dents sont en très mauvais état ; les incisives ont les encoches d'Hutchinson.

Les parents sont interrogés séparément. On apprend que la mère souffre depuis longtemps de douleurs rhumatismales pour lesquelles elle a suivi plusieurs traitements. De ses enfants, le premier est mort seize jours après sa naissance ; puis vient une fausse couche à trois mois. Le second enfant, frère jumeau de la malade, meurt à deux ou trois semai-

nes. Le troisième vit deux mois et quatre jours. Elle fait ensuite successivement deux fausses couches, à trois mois. Le quatrième enfant meurt
six jours après sa naissance. Le cinquième encore vivant, est âgé de trois
ans.

Le père confesse qu'il eut la syphilis « il y a bien longtemps ». Le
médecin de la famille nous informe que la mère sans en avoir eu connaissance a suivi un traitement spécifique.

Il semble donc très certain que le diagnostic de surdité par hérédo-
syphilis était exact et le pronostic semble très défavorable.

Pour compléter cette observation, il convient d'ajouter que toutes les
tentatives de traitement, bien que raisonnablement variées, ne donnè-
rent aucun résultat.

OBSERVATION XIV (Résumée).

(Rapportée par WALKER DOWNIE *in Archivs of otology*, 1896.)

Il s'agit d'un garçon dont la mère était manifestement syphilitique et
avait fait de nombreuses fausses couches. Venu à terme, il avait toujours été souffreteux, et, à l'âge de sept ans, avait été atteint de kératite
interstitielle avec opacités cornéennes consécutives. Dents d'Hutchinson
caractéristiques.

L'oreille gauche fut atteinte la première, mais bientôt le mal fit de
rapides progrès des deux côtés, accompagné de bourdonnements et de
vertiges; au bout de six mois, la surdité était totale. Entre la période
où le sujet était seulement « dur d'oreilles » et celle où la surdité devint
totale, la transition fut brusque; s'étant couché un soir entendant encore,
il se réveilla le lendemain matin complètement sourd. Le traitement,
commencé quelque temps après, n'amena pas d'amélioration. Il mourut
plusieurs mois après avec des phénomènes convulsifs et paralytiques.

Observation XV

Un cas de syphilis héréditaire tardive de l'oreille interne, par le Dr V. Behm (Archiv. J. Ohrenheilk, Band LXVII, Heft, I, IV.) Rapporté par M. le Dr V. Mérel, dans la *Revue hebdomadaire de laryngologie, d'otologie et de rhinologie.*

Il s'agit d'une jeune fille de vingt ans qui se présente à la consultation pour surdité. Son oreille gauche est devenue complètement sourde pendant la nuit un an auparavant, et depuis six mois la malade remarquait que son oreille droite devenait progressivement sourde. Aucun antécédent héréditaire ou personnel. A l'examen, on voit un tympan normal à droite, et à gauche le manche du marteau est adhérent au promontoire. Examen de l'audition :

Dr.		G.
Près de l'oreille.	Voix chuchotée.	—
—	Montre os.	—
Fortement diminués	Sons hauts.	—
—	Sons bas.	—

Le cathétérisme est normal et ne produit aucune amélioration. Après avoir constaté en plus une perforation de la cloison du nez et une adhérence à demi-cicatrisée de la luette avec la paroi postérieure du voile du palais, le diagnostic de syphilis s'imposait. Le traitement par les frictions fut institué malgré l'âge avancé des lésions. Un mois après, l'examen de l'audition donnait :

Dr.		G.
6 mètres.	Voix chuchotée.	3 mètres.
+	Montre os.	+
Non diminués	Sons hauts.	Diminués.
+	Sons bas.	+

Un mois et demi après, la malade revient souffrant atrocement de de l'oreille gauche. C'est une inflammation syphilitique de son oreille moyenne avec adhérences cicatricielles de son marteau qui fut enlevé. Au bout d'un mois, tout était fini. Mêmes résultats pour l'audition que dans l'examen précédent.

Un an après, la malade perd subitement l'ouïe de l'oreille gauche, dont elle souffre beaucoup. L'examen décèle une ulcération du bourrelet tubaire, et l'audition est devenue :

Dr		G
6 mètres	voix chuchotée	—
+	montre os	—
Non diminués	sons hauts	—
+	sons bas	—

La médication par les frictions est de nouveau instituée; un mois et demi après, la malade ne souffre plus, et l'examen de l'audition donne comme résultat :

Dr		G
6 mètres	voix chuchotée	3 mètres
+	montre os	+
Non diminués	sons haufs	Diminués
+	sons bas	+

Revue un mois après, la malade est restée dans le même état.

OBSERVATION XVI

Recueillie à la Clinique de M. le Professeur MOURE
par M. le Dr DUVERGER
(*Revue hebdomadaire de Laryng. Rhinol. Otol.*, février 1907).

Jean C.. , âgé de quinze ans, est amené le 20 février à la clinique parce qu'il devient sourd graduellement depuis cinq mois. La mère nous dit que cet enfant a été soigné dans son jeune âge pour une adénopathie sous-maxillaire et cervicale par des frictions. A l'âge de dix ans survint une kératite pour laquelle on fait prendre au petit malade du sirop de Gibert. L'enfant perd ses quatre incisives au cours d'une stomatite qui se déclare au cours du traitement. Enfin, il y a cinq mois, un après-midi, l'enfant perçut comme un bruit de souffle dans ses oreilles et commença à entendre moins bien; puis ce furent, par intervalles, des bruits de cloche qui ont d'ailleurs disparu pour faire place de nouveau à ce bruit de souffle qui persiste seul aujourd'hui. Jamais de vertiges et de vomissements.

Le toucher pharyngien fait reconnaître des trompes dures et saillantes, mais pas d'adénoïdes.

Père mort tuberculeux. Mère se souvient d'avoir eu des éruptions, mais n'avoue pas de syphilis.

Examen objectif : Tympans normaux.

Examen fonctionnel. — Perception crânienne : affaiblie des deux côtés.

Perception aérienne : OD = contact ; OG = 1 centimètre.

Rinne + des deux côtés.

Weber latéralisé à gauche.

Galton = 6, c'est-à-dire perte notable des sons aigus.

L'équilibre est normal.

L'*examen électrique* montre une réaction faible de l'acoustique des deux côtés.

Traitement. — Biioduré, car malgré l'absence de plusieurs symptômes importants, nous pensons à une labyrinthite syphilitique double.

25 février. Cinq jours après, nous constatons déjà une amélioration de l'audition. Sans plus attendre, nous prescrivons des séances de faradique rythmé (1re séance).

6 mars. Durant ce temps-là, l'enfant a fait deux séances d'électricité. La perception crânienne a déjà reparu faiblement. L'audition à la montre est de 7 centimètres à gauche et de 6 à droite. Les sons aigus sont toujours mal entendus. Nous n'avons malheureusement pu suivre le malade ultérieurement.

OBSERVATION XVII (Inédite)

(Recueillie à la Clinique de M. le Professeur MOURE.)

Berthe N..., âgée de quinze ans, sans profession, vient à la consulta- de M. le Professeur Moure le 23 mai 1902, pour surdité des deux oreilles ayant débuté il y a six mois.

Le père nie tout antécédent spécifique. Un frère de la malade, plus jeune, est en très bonne santé. La mère n'a pas fait de fausses couches et ses deux enfants sont venus à terme. Après la naissance, aucun d'eux n'a eu de lésions de la peau ou des muqueuses.

A l'âge de 13 ans, notre malade a été atteinte de kératite interstitielle, ayant laissé à l'œil droit une opacité cornéenne de la grandeur d'une lentille. Il y a trois mois, elle a été opérée de végétations adénoïdes. Depuis un mois environ, elle constatait qu'elle devenait progressivement de plus en plus dure d'oreilles. Elle n'y prêtait pas grande importance, lorsque il y a cinq jours, elle fut prise de bourdonnements très violents et de vertiges, un matin au moment où elle descendait du lit. En même temps, la surdité augmentait au point que depuis hier soir, ses parents doivent, pour se faire comprendre, crier tout près de son oreille. C'est en cet état qu'elle se présente à nous ; les bourdonnements sont incessants. Pas de vertiges ni de troubles de l'équilibre.

La perception crânienne à la montre est abolie des deux côtés sauf immédiatement en avant et en arrière du conduit auditif externe. La montre est entendue au contact des deux côtés. L'épreuve de Rinne est nettement positive à droite. A gauche, les résultats sont indécis. Le diapason vertex est entendu également des deux côtés.

Le manche du marteau paraît un peu rouge à gauche et le tympan épais. A droite, rien d'anormal.

On constate qu'il ne reste plus de végétations adénoïdes.

On porte le diagnostic de labyrinthite hérédo-spécifique des deux côtés avec poussée aiguë d'otite moyenne catarrhale. On prescrit une potion biiodurée, une poudre nasale et des insuflations d'air dans la caisse du côté gauche.

27 juin. La perception crânienne est améliorée des deux côtés, surtout à droite où elle est redevenue à peu près normale. La montre est toujours entendue au contact. Les Rinne positifs des deux côtés, bien qu'un peu flou du côté gauche. Le diapason vertex est entendu plus fortement à droite. Les bourdonnements ont beaucoup diminué.

18 juillet. Après une période d'amélioration, la malade voit sa surdité augmenter à nouveau. On commence une série d'injections de pilocarpine.

22 août. La malade se trouve beaucoup mieux. L'audition est améliorée, surtout du côté droit. Le tympan du côté gauche ne présente plus trace d'inflammation. On continue le même traitement.

20 octobre. La perception crânienne à droite est normale. A gauche, pas de changement. La montre est entendue à droite à cinq centimètres, à gauche au contact. Les Rinne sont positifs des deux côtés, fort à droite, faible à gauche. Le diapason vertex est toujours localisé à droite. La voix chuchotée est entendue à droite seulement, à quinze centimètres. Les mots prononcés à voix haute sont perçus et compris à un mètre cinquante du côté droit, à vingt centimètres du côté gauche.

CONCLUSIONS

1° La labyrinthite hérédo-syphilitique se manifeste le plus souvent aux approches de la puberté, chez des sujets ayant ou non présenté des signes de syphilis héréditaire; elle présente une prédilection marquée pour le sexe féminin chez qui on rencontre un second maximum de fréquence de dix-sept à vingt ans.

2° C'est une des affections du labyrinthe le plus souvent rencontrées, mais les statistiques ne concordent pas entre elles au sujet de son rapport de fréquence avec les autres lésions hérédo-syphilitiques de l'ensemble de l'oreille, ou avec la totalité des cas des maladies de l'organe de l'ouïe.

3° Les lésions anatomo-pathologiques signalées varient avec les auteurs qui incriminent successivement : des exostoses, de la névrite ou une gomme de l'auditif, de la périostite des parois labyrinthiques, de la sclérose surtout marquée au niveau de la lame spirale, de la congestion vestibulaire, des variations de la tension intra-labyrinthique amenant à la longue l'atrophie des nerfs, une exsudation de liquide au niveau des terminaisons de l'acoustique, des proliférations cellulaires des tuniques des vaisseaux amenant le rétrécissement de leur canal et leur rupture avec production d'hémorragies.

4° La symptomatologie comprend toujours de la surdité, des bourdonnements, parfois des vertiges, très rarement des vomissements. La maladie évolue sous deux aspects bien différents. Dans une première forme, l'invasion de la surdité est brusque, survenant généralement la nuit, le sujet se couchant le soir entendant bien et se réveillant au matin complètement sourd d'une oreille ou des deux.

Dans la deuxième forme, la surdité est au contraire progressive, évolue dans un temps variable, de quelques jours à plusieurs années; l'affection débute le plus souvent par de la surdité, parfois par les bourdonnements ou les vertiges. Dans le cours de son évolution, l'examen fonctionnel de l'oreille dénote manifestement une lésion du labyrinthe. L'examen objectif montre dans la plupart des cas l'intégrité de la membrane et de la caisse du tympan, ainsi que la perméabilité de la trompe d'Eustache.

5° Le Pronostic est toujours grave, surtout dans les formes rapides, apoplectiques, où la médication quelle qu'elle soit donné rarement des résultats appréciables.

Dans les formes lentes, il semble que la maladie en cours d'évolution soit très heureusement influencée par le traitement. On voit le plus souvent les symptômes s'amender rapidement, l'audition s'améliorer, même dans les cas où la surdité est établie à peu près complète depuis plusieurs mois.

6° Le traitement sera général et local. Il repose sur l'emploi du mercure et de l'iodure à l'intérieur, agissant sur la diathèse spécifique, et sur celui de la pilocarpine ou de la strychnine pour agir sur le point lésé. On usera également du traitement électrique, sous forme de courants galvaniques et faradiques.

Vu, bon à imprimer :

Le Président de la Thèse,   Vu : *Le Doyen,*
Dr MOURE.   A. PITRES.

Vu et permis d'imprimer :

Bordeaux, le 11 décembre 1907.

Le Recteur de l'Académie,
Pour le Recteur,
Le Doyen délégué,
A. PITRES.

BIBLIOGRAPHIE

LADREIT DE LACHARRIÈRE. — Article " Oreille " du dictionnaire de Dechambre.

1853. WILDE. — Practical observations on aural surgery and the nature and treatment of diseases of the ear. Londres.

1858. MERIC. — Lettsonmann lectures on inherited syphilis. *The Lancet.*

1859. TROELTSCH. — Anatomisch Beitrage. Wirch. Arch., 1859.

1861. HUTCHINSON (J.) and JACKSON (J.-H.). — Cases of deafness associated with syphilis. *Medical Times and Gaz.*, 1861, vol. II, p. 530.

1863. HUTCHINSON (J.). — A clinical memoir on certain diseases of the eye and the ear consequent on inherited syphilis. London, 1863.

1865. LITTRÉ et ROBIN. — Dictionnaire de Médecine, 1865, 12me édition.

1866. LANCEREAUX. — Traité historique et pratique de la syphilis, 1866.

WOLF. — Syphilis héréditaire tardive. Wollkmann. Sammlung. 1866.

1867. HINTON. — Guy's Hospital Reports, 1867.

1868. HINTON. — Toynbee's the diseases of ear. With a supplement by J. Hinton. London, 1868, p. 461.

WREDEN. — *Mon. f. Ohrenh.*, novembre 1868.

1872. RIVINGTON. — Syphilis héréditaire. *Revue des sciences médicales,* 1872.

1874. GRESSENT. — Manifestations tardives de la syphilis héréditaire. Thèse, Paris, 1874.

1875. HUTCHINSON (J.). — Clinical remarks on a case of deafness in connexion with heredito-syphilis. *Medical Times and Gaz.*, London, 1875.

1876. DALBY. — Syphilitic affections of the ear. London, 1876.

1877. CARRÉ. — *France médicale,* 1877, nos 14 et 15.

ROOSA. — Congrès international. New-York, 1877.

DALBY (W.-B.). — Syphilitic affections of the ear. *The Lancet,* London, 1877, p. 157 à 195.

1878. FIELD. — Hereditary syph. deafness. *Medical Times and Gaz.*, février 1878.

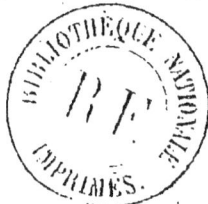

1878. Parrot. — Syphilis héréditaire. *Progrès médical*, 1878.

1879. Buck (A.-H.). — Syphilitic affections of the ear. Am. j. otol, New-York, 1879, p. 33 à 44.

Roosa. — Archives d'otologie, New-York, 1878-79.

Furth. — Die pathologie und therapie der hered. syphilis, 1879, p. 56.

Augagneur. — Thèse, Lyon, 1879.

1881. Pierce. — Congrès de Londres, séance du 8 août 1881.

1882. Kipp.— Transactions of the American otological society et *Revue des sciences médicales*, 1882.

Knapp. — Arch. of otology. New-York, 1882.

1883. Bruncher. — Thèse, Nancy, 1883.

Guerder. — Maladies des oreilles. Paris, 1883.

Lépine. — *Lyon médical*, décembre 1883.

Schwabach. — Ueber ererbte syph. Ohrenleiden, 2 fall. *Deutsche med. Wochenschr*, 1883.

Noquet. — Syphilis héréditaire tardive. *Revue de laryngologie, rhin., otol.*, 1883.

1884. Jégu. — Syphilis de l'oreille. Thèse, Paris, 1884.

Hermet. — La syphilis héréditaire dans ses manifestations sur l'appareil auditif. Annales de dermat. et syphil., mars 1884.

Hermet. — Traduction du mémoire d'Hutchinson, avec notice, 1884.

Haau. — Surdité complète due à la syphilis héréditaire. *Saint-Louis Courrier of medecine*, mars 1884.

1885. Schwartze. — Die chirurg. Krankheiten d. O., 1885, p. 378.

1886. Baratoux. — De la syphilis de l'oreille. *Revue mensuelle de laryngologie, otol., rhinol.*, 1884-85-86.

Fournier. — Leçons sur la syphilis héréditaire tardive, 1886.

1887. Buck. — Un cas de surdité chez un enfant hérédo-syphilitique. *Med. Record*, New-York, 1887.

Théobald. — Communication à la Société otologique américaine, juillet 1887.

Baratoux. — *Progrès Médical*, octobre 1887.

Gradenigo. — Contribution à l'étude de l'Otite interne primitive. Arch. f. Orenheilk, novembre 1887.

1888. Turnbull. — La surdité comme résultat de l'infection syphilitique. *Philadelphia Med. Times*, septembre 1888.

Tilley. — Inherited syphilis as a factor in suppurative inflammation of the middle ear. Tr. intern. M. Congr. Washington de 1887, p. 844 à 849.

1889. BESNIER — Surdités hérédo-syphilitiques. Ann. de dermat., 1889.

MINOS. — De la surdité profonde dans la syphilis héréditaire tardive. *France Médicale*, nos 4 et 6, 1889.

1890. WEISE. — Erkrankungen d. O. in Folge von Lues. Inaug. Diss. Halle 1890.

1891. HOLGER MYGIND. — De la surdité dans la syphilis héréditaire. Uygind. Nodiskf. Archiv., t. XXII, no 7, 1891.

1892. BARCLAY. — Surdité due à la syphilis héréditaire. *Med. News*, avril 1892, p. 489.

1893. HOLGER MYGIND. — Surdité due à la syphilis héréditaire. *Revue mensuelle de laryngol., otol., rhinol.*, janvier 1893.

FELICI (J.). — Guérison d'un cas de syphilis labyrinthique bilatérale. *Rev. int. de rhinol., otol., laryngol.*, Paris, 1893, p. 157.

DELIE (A.). — Surdité et syphilis tertiaire tardive, acquise ou héréditaire. Ann. des M. de l'Or. du Larynx, etc., Paris, 1893, t. XIX, p. 698, 817, 862.

BEAUSOLEIL. — Statistique des maladies de l'oreille à Bordeaux. *Revue de laryng., rhin., otol.*, avril 1893.

GRADENIGO. — Statistique de la polyclinique de Turin. Ann. des mal. de l'oreille, 1893.

DESCHAMPS. — Surdité profonde hérédo-syphilitique. Dauphiné médical, octobre 1893. Méd. moderne, décembre 1893.

TŒPLITZ. — Étude de la syphilis de l'oreille. *New-York med. journal*, octobre 1893.

PLICQUE (A.-F). — Surdité et syphilis. *Gazette des Hôpitaux*, Paris, 1893, p. 1230.

1894. BACON. — Affection hérédo-syphilitique de l'oreille. *Revue mensuelle de laryng., otol., rhin.*, no 9, 1894.

OKONOGI SIMROKRO. — Th. Tubingen, 1894.

HERMET. — Contribution à l'étude des surdités syphilitiques. Bull. soc. franç. de dermatol. et syphil. Paris, 1894, p. 529 à 533.

1895. STIEL. — Ein fall von Labyrinthentzudung bei Lues hereditaria. Monat. für Ohrenh., août 1895.

POLI (C.). — Sulla cura della sifilide dell'orecchio interno. Atti d. XI Congr. med. internaz., 1894. Roma, 1895, t. V, otol. p. 89-90.

1896. WALKER DOWNIE. — A case of acquired total deafness the result of inherited syphilis, with post mortem. Arch. otol., New-York, 1896, p. 37 à 42.

DEVILLAS. — Thèse, Paris, 1896.

1897. BROECKAERT. — La syphilis héréditaire de l'oreille. Belg. med. Gand. Haarlem, 1897, p. 33 à 44.

HENNEBERT et BROECKAERT. — De la syphilis de l'oreille. Clinique, Bruxelles, 1897, p. 529, *ibid.* 563.

1898. PRITCHARD et CHEATLE. — The onset of inherited syphilitic deafness. Arch. otol., New-York, 1898, p. 415-420.

1900. RICHARD D'AULNAY (G.). — Des stigmates hérédo-syphilit. tant spécifiques que dystrophiques. *Revue internat. de méd. et chir.*, Paris, 1900, p. 271 à 278 et 292 à 296.

1901. PACKARD (Francis). — Manifestations auriculaires de la syphilis, analysé dans la *Revue hebdomadaire de laryng., otol., rhinol.*, 1901.

1904. ROZIER. — Diagnostic de la syphilis par l'otologiste. *Bull. de laryng., otol., rhinol.*, Paris, 1904, p. 206.

1906. BEHM. — Un cas de syphilis héréditaire de l'oreille interne. Archiv. f. Ohrenheilk, Band LXVII, Heft. I, IV.

1907. DUVERGER. — Le courant faradique rythmé employé comme adjuvant de la médication biiodurée dans le traitement des labyrinthites syphilitiques. *Revue hebdomadaire de laryng., otol., rhinol.*, n° 7, février 1907.

1908. MOURE (E.-J.) et BRINDEL (A.). — Guide pratique des maladies de la gorge, du larynx, des oreilles et du nez.

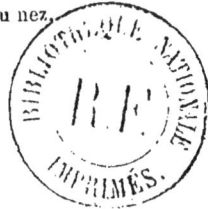

Liste des Auteurs avec la date de la Publication de leurs Travaux

(Pour le titre et les indications bibliographiques, se rapporter à la liste précédente)

Bacon	1894
Baratoux............	1886.1887
Barclay	1892
Beausoleil..............	1893
Behm....................	1906
Besnier	1889
Brindel	1908
Broeckaert	1897
Bruncher...............	1883
Buck	1879.1897
Carré	1877
Cheatle	1897
Dalby.	1876.1877
Délie	1893
Deschamps.............	1893
Devillas...............	1896
Duvergé................	1907
Felici..................	1893
Field	1878
Fournier...............	1886
Furth..................	1879
Gradenigo.........	1887.1893
Gressent	1874
Guerder...	1883
Haau	1884
Hennebert..............	1897
Hermet	1884.1894
Hinton..........	1867.1868
Holger Mygind	1891.1893
Hutchinson....	1861.1863.1875
Jackson...............	1861
Jégu..................	1884
Kipp..................	1882

Knapp.................	1882
Lancereaux............	1866
Lépine................	1883
Littré et Robin.........	1861
Méric.................	1858
Minos	1889
Moure................	1908
Noquet	1883
Okonogi Simrokro.......	1894
Packard Francis.........	1901
Parrot.................	1878
Pierce	1881
Plicque...............	1893
Poli	1895
Pritchard	1897
Richard d'Aulnay.......	1900
Rivington	1872
Roosa	1877.1879
Rozier	1904
Schwabach.............	1883
Schwartze.............	1885
Stiel.................	1895
Théobald.............	1887
Tilley...............	1888
Tœplitz..............	1893
Troeltsch.............	1859
Turnbull	1888
Wilde	1853
Walker Downie.........	1896
Weise	1890
Wolf	1866
Wreden................	1868

Bordeaux. — Imprimerie du Midi, E. Trésin, 91, rue Porte-Dijeaux.

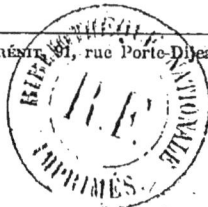

www.ingramcontent.com/pod-product-compliance
Lightning Source LLC
Chambersburg PA
CBHW071519200326
41519CB00019B/5996